Sports Injuries of the Shoulder

肩关节运动损伤

原 著 [英] Lennard Funk　　[英] Mike Walton　　[英] Adam Watts
　　　[英] Michael Hayton　[英] Chye Yew Ng

主 译 陈　刚

中国科学技术出版社

·北 京·

图书在版编目（CIP）数据

肩关节运动损伤 / (英) 伦纳德·芬克 (Lennard Funk) 等原著；陈刚主译 . — 北京：中国科学技术出版社 , 2020.8

书名原文 : Sports Injuries of the Shoulder

ISBN 978-7-5046-8725-8

Ⅰ . ①肩… Ⅱ . ①伦… ②陈… Ⅲ . ①肩关节—运动性疾病—损伤—诊疗 Ⅳ . ① R873

中国版本图书馆 CIP 数据核字 (2020) 第 126165 号

著作权合同登记号：01-2020-3920

First published in English under the title
Sports Injuries of the Shoulder
edited by Lennard Funk，Mike Walton，Adam Watts，Michael Hayton，Chye Yew Ng
Copyright © Springer Nature Switzerland AG 2020
This edition has been translated and published under licence from Springer Nature Switzerland AG.
All rights reserved.

策划编辑	焦健姿	王久红
责任编辑	焦健姿	
装帧设计	佳木水轩	
责任印制	李晓霖	

出　　版	中国科学技术出版社
发　　行	中国科学技术出版社有限公司发行部
地　　址	北京市海淀区中关村南大街 16 号
邮　　编	100081
发行电话	010-62173865
传　　真	010-62179148
网　　址	http://www.cspbooks.com.cn

开　　本	889mm×1194mm　1/16
字　　数	291 千字
印　　张	12
版　　次	2020 年 8 月第 1 版
印　　次	2020 年 8 月第 1 次印刷
印　　刷	天津翔远印刷有限公司
书　　号	ISBN 978-7-5046-8725-8 / R・2568
定　　价	168.00 元

主　译　陈　刚

副主译　何晓君　范国明　徐红伟

译　者（以姓氏笔画为序）

王觅格　付　鹏　孙哲思　李　金　陆佳陵　宋丹丹

沈　杰　沈中海　季　康　金耀峰　俞叶锋　高　天

黄成龙　蔡震海　潘学康　潘界恩

内容提要　Abstract

　　本书引进自世界知名的 Springer 出版社，是一部新颖、独特、全面的肩关节运动损伤参考书。全书共 13 章，先对肩关节的临床解剖与生物力学进行了概述性介绍，然后从基本解剖结构、病理生理学特点、临床表现、治疗方法、并发症处理及预后等方面对各种类型的肩关节运动损伤进行了阐述，最后简明总结了运动康复的基本原则。书中各章章首均列有学习要点，章末设有问答题，有助于读者了解及掌握书中内容。本书内容翔实，图表丰富，可供骨科医师、运动员康复理疗师日常工作中阅读参考，也可作为初入临床的骨科医学生的学习指导用书。

Foreword by Translators
译者前言

过去 20 年，国际肩关节外科在运动损伤和关节置换等多方面得到了快速发展。近年来，我国肩关节外科也取得了可喜的进步，但仍有许多问题需要解决。国内医生对肩关节损伤的相关病理解剖学、生物力学、体格检查、影像学检查、手术技术等方面认识不足，亟待学习与掌握相关知识。

Sports Injuries of the Shoulder 由英国的多位知名肩关节外科专家联合编写。该书内容新颖、全面，编排简洁、易读，是国际肩关节外科领域的前沿著作之一。著者以图文并茂的形式分 13 章介绍了肩关节运动损伤方面的基础知识和最新进展。第 1 章介绍了肩关节运动临床解剖与生物力学相关基础知识。第 2 ～ 3 章介绍了过顶运动员肩部损伤的诊断和治疗及对抗性运动员的肩部损伤的诊断，包括病因、病史、体格检查、影像学检查、诊断及治疗原则等。第 4 ～ 12 章则分别介绍了肩胛骨运动功能障碍、运动员肩袖损伤和运动员盂唇损伤、运动员肩胛盂骨缺损、肩锁关节损伤及胸锁关节损伤、锁骨骨折、运动员盂肱关节炎、胸大肌断裂等内容。第 13 章则介绍了运动专项康复的原则。

在本书翻译过程中，我们对书中所述的理解逐步深入，也令我们更加希望将本书推荐给广大读者。我们希望通过本书的中文翻译版为国内读者，特别是普通骨科医生、肩关节外科医生、住院医师及进修医师提供指导和帮助，以解决读者在开展肩关节运动损伤诊治工作中所遇到的常见或复杂问题。

本书的翻译团队成员都是长期工作于关节外科及运动医学临床一线的专科医师，为本书的翻译工作花费了大量的时间和精力，在此表示诚挚的感谢。此外，本书的引进出版还得到中国科学技术出版社的大力支持和帮助。在此，谨向所有帮助和支持我们工作的专家和同道表示衷心感谢。

尽管翻译过程中大家反复斟酌，希望能够准确表述原著者的本意，但由于医学技术发展日新月异，加之中外语言表达习惯有所差别，部分术语名词的翻译可能还需更多专家同道共同商榷，所以中文翻译版中可能存在一些表述不妥或失当之处，恳请各位同行和读者批评、指正。衷心希望本书能够开阔各位读者的视野，让更多国内同行从中获益。

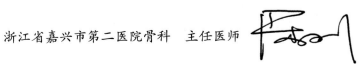

浙江省嘉兴市第二医院骨科　主任医师

Contents
目　录

第 1 章　肩关节运动临床解剖与生物力学
Clinical Anatomy and Biomechanics of the Sporting Shoulder

Giulio Maria Marcheggiani Muccioli　Carbone Giuseppe　**著**
Grassi Alberto　Zaffagnini Stefano　Marcacci Maurilio
陈　刚　宋丹丹　**译**

> **学习要点**
>
> ➢ 肩关节是人体中活动范围最大的关节，但也最不稳定。
> ➢ 关节的强度和稳定性在很大程度上取决于静态和动态稳定结构。
> ➢ 松弛的肩关节可以在多个平面上进行大范围运动，这对运动员竞技水平至关重要。
> ➢ 肩胛胸壁肌肉将躯干的势能转换为肩部的动能。肩胛骨是躯干和肩关节之间动力链中的关键环节。

一、概述

肩关节复合体由 5 个关节，8 根韧带和 30 块肌肉共同组成，以实现手在空间中的定位。肩关节复合体是人体中最灵活的部分，但稳定性差[1]。

肩关节的运动可以通过解剖坐标系来描述：内旋和外旋是横断面的运动，它们可以描述为围绕肱骨长轴的旋转。外展和内收是冠状面的运动，屈伸活动是矢状面的运动。此外，盂肱关节可沿前后、上下和内外侧方向平移。基本运动的结合产生了复杂的圆周运动，其轨迹是不规则的圆锥体，顶点位于盂肱关节的中心。

由于静态稳定结构和动态稳定结构之间平衡且同步的相互作用，肩关节可以进行较大范围的运动。静态稳定结构包括骨、软骨、关节囊和韧带等因素。动态稳定结构包括肌肉（肱骨和肩胛胸壁肌肉）及存在于关节囊、韧带和肌肉之间的神经反馈。

正常的松弛和病理性不稳定之间存在轻微的界限。

肩关节松弛定义为关节盂上无症状性肱骨头的平移。事实上，肩关节轻度松弛对于达到良好的竞技状态是必不可少的，特别是需要肩关节大幅度活动的运动。肩部不稳定义为与功能缺陷和症状相关的异常，如疼痛和恐惧感。

在运动员中，由于长期过度使用受伤或在急性创伤事件之后，可能发生盂肱关节不稳。在任何情况下，由于正常的肩部稳定结构损坏或缺乏而导致的肩部不稳定，通常可以通过神经肌肉控制来抵消。如果神经肌肉控制失败，则由于急性或慢性恶化而导致肩关节不稳定。

二、静态稳定结构

静态稳定结构包括骨头、盂唇、关节囊和关节腔内负压作用。静态稳定结构可分为骨性稳定结构（肱骨头和关节盂）和软组织稳定结构（盂唇、盂肱韧带和关节囊、肩袖间隙、囊内负压、黏附内聚机制和肩锁关节系统）。这些结构在静息状态保持肩关节的稳定性。

（一）骨性稳定结构

肱骨头的形状和大小变化很大：平均向后倾斜 19°（9°～31°），平均倾斜 41°（34～47°）。头部平均半径 23mm（17～28mm），头部内侧和后部中心偏移分别平均 7mm（4～12mm）和 2mm（1～8mm）[2]（图 1-1）。肱骨头被一层透明的关节软骨所覆盖。关节表面末端连接着解剖颈，是软骨到关节囊的附着和肌腱止点的骨性过渡。在解剖颈的侧面，大小结节逐渐变大，这是肩袖肌腱的止点，构成了肱二头肌长头肌间沟，并有助于将肱二头肌长头保持在适当的位置。

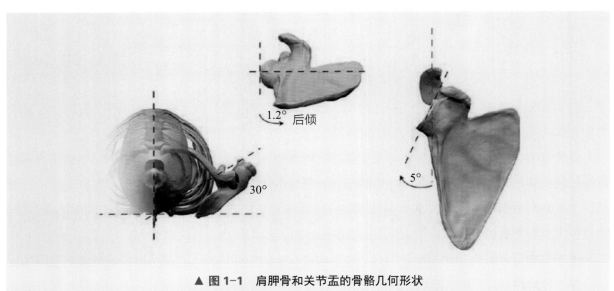

▲ 图 1-1　肩胛骨和关节盂的骨骼几何形状
由 Lennard Funk 提供，引自 http://www.shoulderdoc.co.uk

关节盂是固定肱骨头的浅槽，其平均深度为 2.5mm（前后方向）和 9mm（上下方向）。平均后倾 1.2°（前倾 9.5°～后倾 10.5°），平均上倾 5°（下倾 7°～上倾 15.8°）[3]。Friedman 等[4] 报道其弯曲半径大于肱骨头半径的关节占 93%，其余关节有相同弯曲半径的关节盂和肱骨头。

在任何时候，最多只有 30% 的肱骨关节面与关节盂关节面相接触[5]；需要牢记软组织静态和动态稳定结构对肩关节稳定性的重要性。肱骨关节盂比显示了肱骨头和关节盂之间的尺寸关系：它是关节盂最大直径和肱骨头最大直径之比值，在不同的平面上是不同的：矢状面为 0.75，冠状面为 0.6[6]。

所有的骨性结构都会影响稳定性，因此骨性解剖结构的改变会导致肩部不稳。关节盂过度后倾可能是导致肩关节后向不稳的罕见原因，但更多情况下，它只是肩关节后向不稳的促成因素。

导致肩关节不稳的最重要的骨损伤是发生在创伤后分别累及前下关节盂缘和肱骨头后外侧的损伤，分别称为骨性 Bankart 损伤和 Hill-Sachs 损伤（图 1-2）。

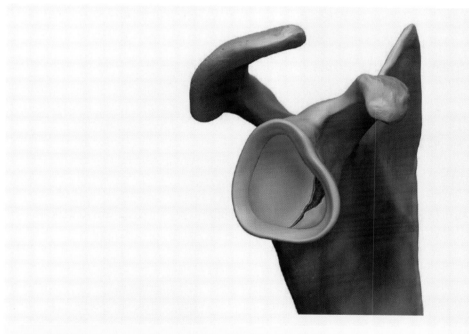

▲ 图 1-2　骨性 Bankart 损伤
由 Lennard Funk 提供，引自 http://www.shoulderdoc/co.uk

当骨性 Bankart 损伤累及超过 20% 的关节盂长度时，即使软组织得到了正确的修复，仍容易发生再脱位；如果骨性 Bankart 损伤累及超过 50% 的关节盂长度，则肩关节稳定性降低 30% 以上[7]。根据 Bigliani[8] 等的描述，骨性 Bankart 损伤分为：Ⅰ 型，移位性撕脱骨折伴包膜；Ⅱ 型，中度移位性骨折块与关节盂缘不连；Ⅲ 型，关节盂缘的损伤程度低于 25%（Ⅲ A 型）或高于 25%（Ⅲ B 型）。如果碎骨片存在，它将在一年内被吸收[9]。Baudi[10] 等提出的 PICO 方法可用于计算骨性 Bankart 损伤引起的骨缺损：它需要对肩关节和关节盂骨缺损进行计算机断层扫描多平面重建，并计算受损的关节盂表面和未受损的关节盂表面之间的比率。

Hill-Sachs 损伤是一次或多次创伤性肩关节前脱位后发生的压缩性骨折，累及肱骨头的后外侧关节面（图 1-3）。较小的 Hill-Sachs 病灶不影响稳定性，对肩关节不稳的影响程度取决于病灶的大小及其位置。根据病灶的大小，Hill-Sachs 损伤分为轻度（2cm×0.3cm）、中度（4cm×0.5cm）和重度（大于 4cm×0.5cm）[11]。此外，Burkhart 和 De Beer[12] 根据其病灶的方向将其分为咬合或非咬合（在外展、外旋和伸展过程中肩胛盂和 Hill-Sachs 病灶接触区域具有较高的咬合风险）。当然，如果关节盂表面减少，咬合的风险就更高。Calandra[13] 等对 Hill-Sachs 损伤的关节镜分类可用于识别 3 种类型的缺陷：Ⅰ级，不累及软骨下骨；Ⅱ级，累及软骨下骨；Ⅲ级，广泛累及软骨下骨。外伤性不稳定也会出现类似的镜像损伤：急性外伤性脱位后，关节盂后缘可能骨折，或反复半脱位后被损伤（反向骨性 Bankart 损伤）[14]，以及肱骨头前关节面可能骨折（反向 Hill-Sachs 损伤或 McLaughlin 损伤）[15]。如果在运动期间延伸到关节面之间的接触区，反向 Hill-Sachs 病灶可能在内收、屈曲和内旋时咬合[16]。

关于骨性稳定结构，重要的是强调关节盂轨迹概念，其定义为关节盂和肱骨头之间的接触区域，当手臂以最大外旋、外展、伸直运动时，关节盂从肱骨头后关节表面的下内侧移到后外侧。这个区域的宽度是关节盂宽度的 84%，因此，任何关节盂关节面的缺损（如骨性 Bankart 损伤）都会对关节盂轨迹的宽度产生很大影响。关节盂轨迹影响 Hill-Sachs 损伤咬合的风险：如果肱骨头的骨丢失在关节盂轨迹内，Hill-Sachs 病灶并不能覆盖关节盂边缘。相反，如果 Hill-Sachs 病灶延伸到了关节盂轨迹的内侧边缘，则根据病灶的位置，咬合的风险会上升[17, 18]。

（二）软组织稳定结构

软组织静态稳定结构包括盂唇，盂肱韧带和关节囊，肩袖间隙，囊内负压，黏附内聚机制。

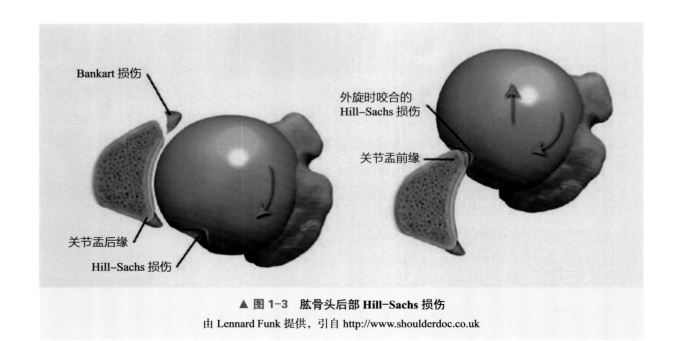

▲ 图 1-3 肱骨头后部 Hill-Sachs 损伤

由 Lennard Funk 提供，引自 http://www.shoulderdoc.co.uk

　　盂唇是一个围绕关节盂边缘的三角形截面环，它通过纤维软骨和纤维骨连接。盂唇的上半部分比下半部分更灵活，下半部分与盂缘紧密相连。盂唇的上缘和二头肌长头的起点融合在一起。它的作用是加深关节盂，增加接触面积和匹配性，产生负吸作用，充当关节囊韧带结构的止点，协同肌肉作用，保证肱骨头与关节盂匹配。盂唇像吸盘一样作用于肱骨头：盂唇的缺失使肩胛盂窝的深度减少了 50% 以上，降低了稳定性[19]。

　　盂唇损伤存在各种不同的类型。其中很重要的一点是不要把盂唇撕裂与不需要手术修复的解剖变异相混淆，如盂肱韧带肥厚呈条索状或半月板状盂唇相关的上盂唇下裂孔[20]（图 1-4）。

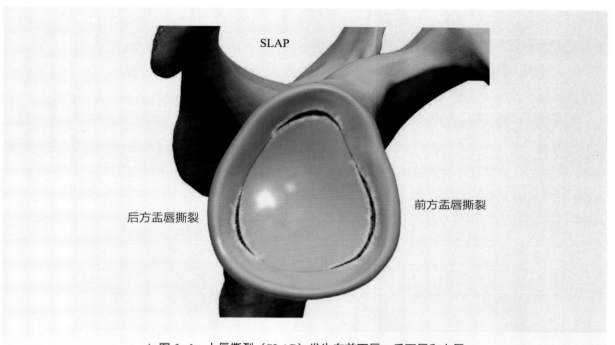

SLAP

后方盂唇撕裂　　　　　　前方盂唇撕裂

▲ 图 1-4　上唇撕裂（SLAP）发生在前下唇、后下唇和上唇
由 Lennard Funk 提供，引自 http://www.shoulderdoc.co.uk

　　盂唇损伤，发生在 90% 以上的肩关节创伤性前向不稳中，最常见的损伤是 Bankart 损伤[21]。它是指盂唇的前外侧及其附着于下盂肱韧带的部分脱离。尽管其发生频率较高，但不能孤立地将其视为不稳定的原因，它需要塑性变形才会产生不稳定[22]。Green 和 Christensen[23] 把 Bankart 病变分为 5 种关节镜类型：1 型为整个盂唇损伤；2 型为单纯的盂唇脱离，无其他明显病变；3 型为实质内的盂唇撕裂；4 型和 5 型为复杂撕裂，分别伴有明显或完全的盂肱下韧带变性。这种分类能很好地判断预后，4 型和 5 型 Bankart 损伤，关节镜术后有很高的复发概率（87%）。

　　有一种涉及盂唇前内侧的病变是前盂唇韧带骨膜袖套样剥脱伤（anterior labro-ligamentous periosteal sleeve avulsion，ALPSA）：前盂唇韧带复合体以袖状方式卷起，向关节盂颈的内侧和下方移位[24]。ALPSA 损伤可能比未移位的 Bankart 损伤有更高的再脱位风险，因为稳定肩关节前部的正常韧带和关节囊发生移位，同时关节盂前侧缺少关节囊和盂唇附着。

另一种镜像损伤为盂唇后部的损伤：反向 Bankart 损伤累及后盂唇和盂肱下韧带后束[25]；POLPSA 则是一种后盂唇袖套样剥脱伤，如果是慢性损伤的话，可能会演变成 Bennett 病变（一个沿着靠近肩关节后韧带后方的后下关节盂颈的关节外钙化）[26]。反向 Bankart 损伤在运动员中非常常见，特别是像橄榄球这样的接触对抗性运动员，文献报道在 142 名优秀橄榄球运动员肩关节镜的研究中有 20% 的发病率[27]。损伤的机制可以追溯到手臂内收时直接击打肩关节的前部和侧面；另一种罕见的损伤原因是手持滑车护板时向后击打手臂[28]。

就上盂唇而言，投掷运动员的一个非常常见的损伤是上盂唇前部和后部的 SLAP 损伤。Snyder[29] 等首次描述，SLAP 损伤主要发生在投掷动作结束减速阶段由于肱二头肌长头在盂唇上施加牵引力而出现。Snyde 将 SLAP 撕裂分为 4 种不同类型：Ⅱ 型和 Ⅳ 型在评估不稳定性方面最为重要，因为它们同时涉及盂唇和肱二头肌的长头，因此增加了总的运动范围，特别是前后和上下平移。此外，SLAP 损伤在接触对抗性运动员中很常见，Funk 和 Snow[30] 根据关节镜诊断报道了 51 名橄榄球运动员肩上有 35% 存在 SLAP 损伤。

囊状韧带结构包括关节囊（平均厚度为 5mm）以及盂肱韧带（上、中、下韧带），其位于关节囊的增厚处（图 1–5）。这些结构受到了极大的关注，许多尸体解剖和临床研究试图阐明它们的解剖学和生物力学特征以及它们与动态稳定结构之间的关系。

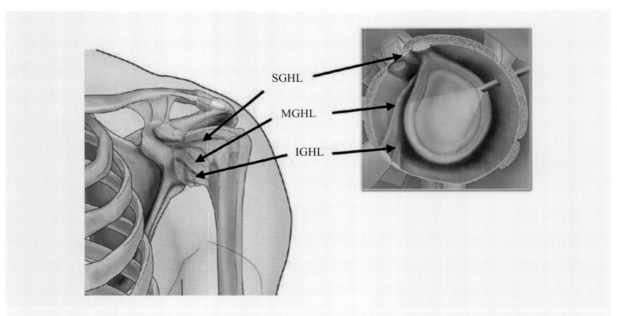

▲ 图 1–5　前盂肱关节韧带：盂肱上韧带（SGHL）、盂肱中韧带（MGHL）和盂肱下韧带前束（IGHL）
由 Lennard Funk 提供，引自 http://www.shoulderdoc.co.uk

肩关节轻度松弛有助于肩关节多个平面上的运动，而且影响着运动质量。另外，关节囊过度松弛常常伴随着 Bankart 损伤，研究表明其存在于 28% 的复发性肩关节前向不稳患者[31]。

当关节盂肱韧带处于张力状态时，肩关节的活动范围最大；当关节盂肱韧带松弛时，关节处于中间运动状态。肩关节的稳定性取决于肩袖和肱二头肌长头的功能，两者作用使肱骨头贴合在关节盂内。

盂肱上韧带、盂肱中韧带、喙肱韧带、肱二头肌长头和一层薄薄的关节囊有助于形成肩袖间隙。

盂肱下韧带，称为盂肱下韧带复合体（inferior glenohumeral ligament complex，IGHLC）更恰当，由三部分组成，即前、后两个较厚的韧带和呈吊索状结构的较薄的腋窝隐窝。在外展、外旋和伸展过程中，IGHLC 向前移动，形成对肱骨头前移的限制（图 1-6）。

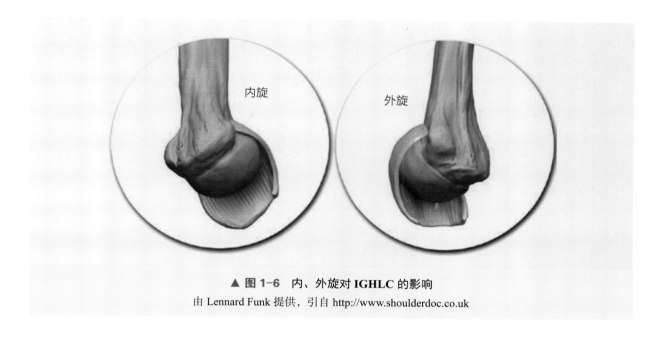

▲ 图 1-6　内、外旋对 IGHLC 的影响
由 Lennard Funk 提供，引自 http://www.shoulderdoc.co.uk

另外，在内收、屈曲和内旋过程中，IGHLC 会向后移动，从而限制肱骨头向后移动。IGHLC 在初始错位过程中会经历初始塑性变形，但在多次损伤后会变得更为严重[32]。它在关节盂内部（前外侧关节盂缘）更容易受损，也可能在关节盂中部或肱骨内部受损[33]。据报道，肩关节盂肱韧带（HAGL）撕脱伤的发生率高达 10%，但往往未被重视[34]。

通常情况下，关节囊松弛常伴随 Bankart 损伤[31] 存在于 28% 的复发性前向不稳定患者中。当然，肩关节后关节囊也可能受到损伤。反复的后方半脱位或全脱位会产生关节囊拉伸，增加了关节体积，从而导致关节不稳。前、下、后关节囊松弛是非创伤性多向不稳定的常见表现。

肩袖间隙是一个三角形的空间，其界限为喙突内侧、肱二头肌长头及其外侧沟、肩胛下肌的上纤维和冈上肌的前纤维。肩袖间隙由喙肱韧带（CHL）和较深的盂肱上、中韧带组成，其中盂肱中韧带的构成是相对可变的（在不同的研究中，10% ～ 40% 的病例报道了它的缺失）。通常，男性肩袖间隙比女性大，而且随着内旋而变小。它是重要的肩关节稳定结构，其缺失可通过特殊的检查得到临床诊断。肩袖间隙缺损可以是一个小的孔，也可以达到很大的尺寸，从而明显影响肩关节下方的稳定性[35]。

囊内负压对肩关节稳定性有一定的影响。囊内压力约为 −42cmH$_2$O（译者注：原著有误，已修改），尤其是在肩袖肌肉没有收缩，盂肱韧带和关节囊结构没有张力时更起到关键作用。囊内负压的丧失表现为肱骨头前移增加，特别是在运动员中，当肌肉收缩和关节囊韧带结构处于紧张状态时表现更加明显[36]。

此外，滑液产生黏附内聚机制：两个关节软骨湿表面（如肱骨头和关节盂）相互接触时，这就产生了黏附内聚作用，为盂肱关节提供了稳定性[37]。盂唇的贴合作用、囊内负压和黏附内聚机制是产生真空效应的三种机制。

肩锁关节系统（ACS）由稳定肩锁关节的复杂韧带（锥状韧带、斜方韧带和肩锁关节囊韧带）组成（图 1-7）。锥状和斜方韧带从锁骨远端附着到喙突。ACS 有助于防止肩关节过度向上移位。Rockwood 3 型以上的肩锁关节脱位采取保守治疗会导致疼痛和功能障碍[38]，因此可能需要手术修复，而且即使在运动员身上手术治疗也有良好的效果[39]。

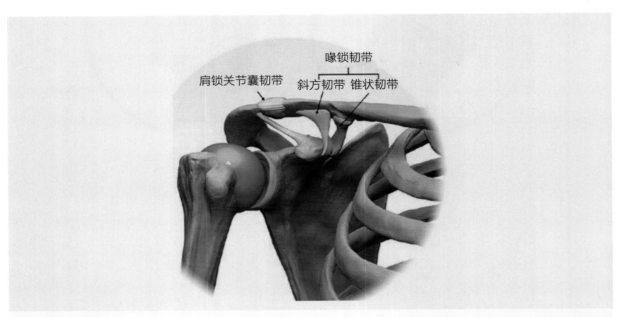

▲ 图 1-7　肩锁韧带系统
由 Lennard Funk 提供，引自 http://www.shoulderdoc.co.uk

三、动态稳定结构

动态稳定结构包括肌肉和本体感觉。肩袖肌肉的作用是将肱骨头压配在关节盂的表面，并收紧附着于肩袖肌腱的关节囊韧带结构。当肩关节活动时，肩袖可以允许关节盂调整它的方向以便更好地匹配肱骨头。肱二头肌长头腱和肩胛胸廓节律可以增强此机制。

（一）本体感觉

研究显示，盂肱关节囊具有大量的机械感受器，特别是在关节囊的前方及下方。在肩关节外展和外旋时，当肱骨头接触关节囊后，这些机械感受器可能被激活并向肩关节稳定肌肉发送信号以限制和稳定肱骨头[40]。此外，盂肱关节韧带和肩袖肌肉关系密切，当肌肉收缩时可以为关节囊韧带提供张力。实际上，肩关节的不稳定也可能源于肩袖的不协调收缩，尤其是在过顶项目运动员中，当前屈运动时肩袖是重要的减速结构[41]。

（二）肩袖肌肉

肩袖包括冈上肌、冈下肌、肩胛下肌和小圆肌，起于肩胛骨并止于肱骨头。

肩胛下肌起于肩胛骨的前方，止于小结节的内侧；冈上肌起于肩胛骨的冈上窝，止于大结节的上部；冈下肌起源于肩胛骨的冈下窝，止于大结节的中部；小圆肌起源于肩胛骨的外侧缘，止于大结节的下部。

肩袖肌肉使关节紧紧地包绕住关节盂，对肩关节的稳定性起着重要的作用（图 1-8）。Wuelker 等[42]研究发现，任何体位的肩关节受到外力时，肩袖肌肉力量减少 50% 可导致肱骨头向前方移位增加 50%。当上肢处于中立位时，肩胛下肌可维持前方的稳定性，但当上肢外展时稳定性下降[43]。当肩关节外展和外旋运动时，冈下肌和小圆肌共同作用以减少前下盂肱韧带的张力[44]。

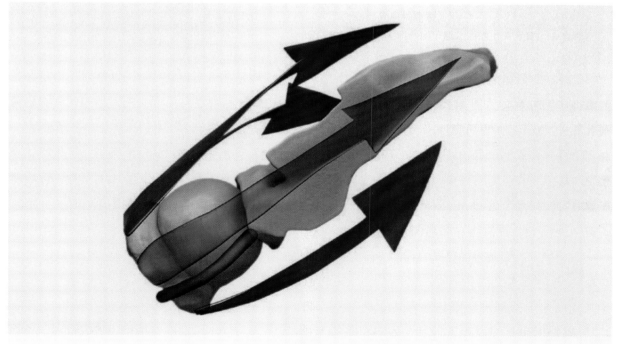

▲ 图 1-8　肩袖对肩胛盂肱骨头稳定的主动压迫作用
由 Lennard Funk 提供，引自 http://www.shoulderdoc.co.uk

肩袖损伤可能发生在单一的外伤之后，也可能发生在过度使用导致的退变之后，在肩关节外展活动时引起肱骨头上移。如果损伤较重，则会导致过度前屈。外撞击和内撞击可引起肩袖的退变：外撞击来自于喙肩弓和肩袖表面的异常接触；内撞击是指肩袖的关节面和关节盂后上缘的异常接触，常见于投掷运动员，可导致肩袖和盂唇同时撕裂。引起内撞击的原因尚不明确，目前普遍认为是由前方的微不稳定和后方关节囊过紧所致。另有部分学者认为后下关节囊挛缩可导致后上结构不稳定、上盂唇的剥脱以及肩袖的撕裂[45]。

（三）肱二头肌长头腱

肱二头肌长头腱是次要稳定结构，当肩袖或关节囊韧带功能同时不足时，其占主要作用。肱二头肌长头腱起于盂上结节，走行于结节间沟，肩关节内旋时保证前方稳定，外旋时保证后方稳定；在投掷运动的后期负荷阶段，肱二头肌长头腱可减少前屈，和肘关节屈曲交替作用防止盂肱关节的过度扭曲。这些概念可以解释为何 Slap Ⅱ 或Ⅳ型损伤常见于投掷运动员以及为何肩袖功能不足的患者肱二头肌长头腱过度增厚[46]。

（四）肩胛胸廓肌肉

斜方肌、菱形肌、背阔肌、前锯肌和肩胛提肌均属于肩胛旋转肌群。肩胛胸廓关节是由肩胛骨前表面与胸廓之间的滑动面构成。Codman 将肩胛胸廓关节与盂肱关节的协调运动定义为"肩胛胸廓节律"[5]。盂肱关节与肩胛胸廓关节的运动比例约为 2∶1，但在较低的运动度和极低的运动度时两者的比例更高[47, 48]。肩胛胸廓肌可将躯干的势能转化为肩部的动能。运动链是描述动能从躯干转移至肩关节和手臂的概念。肩胛骨是躯干与肩关节之间的运动链中的一个关键环节[49]（图 1-9）。

肩胛胸廓节律的任何改变都可能导致肩关节病变。特别是在投手运动员中，前锯肌无力易导致肩袖肌腱炎的发生，这与喙肩弓的异常接触或非创伤性肩关节不稳定有关[50]。通过适当的肩胛旋转肌康复来恢复肩胛胸廓节律对于年轻的肩袖肌腱炎或非创伤性肩关节不稳定的患者是至关重要的。

随着肩关节不稳定的进展，关节囊的松弛可能会导致关节囊本体感觉的逐渐丢失。这种本体感觉的紊乱会导致肌肉的模式问题，反复持续的脱位和半脱位，会逐渐发展至关节盂的磨损并影响肩关节稳定性和整个运动链。因此，基于上述原则，早期治疗和稳定肩关节对患者是有利的。

四、结论

盂肱关节是一个复杂的关节，运动范围大，但稳定性差。许多结构参与维持关节的稳定，各种结构的协调平衡以及动态和静态稳定结构共同作用，对抵消可能破坏肩关节稳定性的力量是至关重要的。一个结构的损伤很可能会对其他结构产生连锁反应，因此应进行相应地处理。有趣的是，不

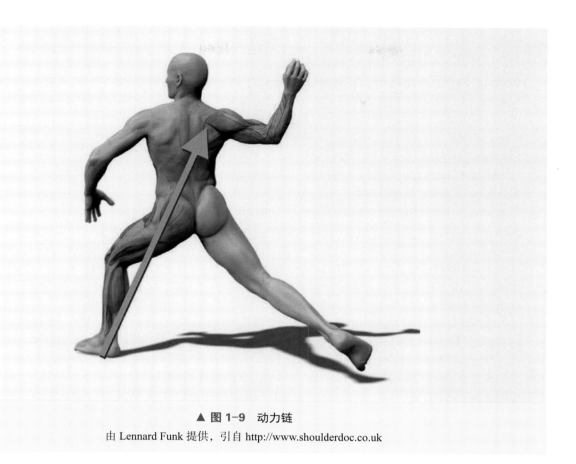

▲ 图 1-9　动力链

由 Lennard Funk 提供，引自 http://www.shoulderdoc.co.uk

同的损伤造成的临床表现可能会很相似，正常解剖和病理变异有时很难鉴别。只有深入地理解解剖学和生物力学原理，才能帮助外科医生认识疾病，并根据患者的病理解剖和个人需求选择最佳的治疗方案。

问　答

1. 问：为什么肩关节是人体最不稳定的关节？

答：肱骨头比关节盂大，因此不受限制。肩关节的稳定来源于软组织和肌肉。

2. 问：肩袖肌肉的作用？

答：肩袖为盂肱关节提供动态稳定性并协助维持肱骨头与关节盂的正常匹配关系。

3. 问：为何肩关节存在内在不稳定以及多平面高活动度？

答：肩关节高活动度允许过顶动作，尤其是投掷活动。这最初用于狩猎和生存，但是现在主要用于体育活动。

4. 问：肩胛胸廓肌肉的作用？

答：肩胛胸廓肌可将躯干的势能转化为肩关节的动能。肩胛骨是躯干与肩关节之间的运动链中的一个关键环节。

参考文献

[1] Rockwood CAJ, Matsen FA. The shoulder. 4th ed. Philadelphia: Saunders- Elsevier; 2009.

[2] Robertson DD, Yuan J, Bigliani LU, Flatow EL, Yamaguchi K. Threedimensional analysis of the proximal part of the humerus: relevance to arthroplasty. J Bone Joint Surg. 2000;82-A(11):1594–602.

[3] Churchill RS, Brems JJ, Kotschi H. Glenoid size, inclination, and version: an anatomic study. J Shoulder Elb Surg. 2001;10(4):327–32. https:// doi.org/10.1067/mse.2001.115269.

[4] Friedman RJ, An Y, Chokeski R, Kessler L. Anatomic and biomechanical study of glenohumeral contact. J Shoulder Elb Surg. 1994;3:S35.

[5] Codman EA. The shoulder. Boston: Thomas Todd; 1934.

[6] Saha AK. Dynamic stability of the glenohumeral joint. Acta Orthop Scand. 1971;42(6):491–505.

[7] Piasecki DP, Verma NN, Romeo AA, Levine WN, Bach BR Jr, Provencher MT. Glenoid bone deficiency in recurrent anterior shoulder instability: diagnosis and management. J Am Acad Orthop Surg. 2009;17(8):482–93.

[8] Bigliani LU, Newton PM, Steinmann SP, Connor PM, McLlveen SJ. Glenoid rim lesions associated with recurrent anterior dislocation of the shoulder. Am J Sports Med. 1998;26(1):41–5.

[9] Nakagawa S, Mizuno N, Hiramatsu K, Tachibana Y, Mae T. Absorption of the bone fragment in shoulders with bony Bankart lesions caused by recurrent anterior dislocations or subluxations: when does it occur? Am J Sports Med. 2013;41(6):1380–6. https://doi.org/10.1177/0363546513483087.

[10] Baudi P, Righi P, Bolognesi D, Rivetta S, Rossi Urtoler E, Guicciardi N, Carrara M. How to identify and calculate glenoid bone deficit. Chirurgia Degli Organi Movimento. 2005;90(2):145–52.

[11] Rowe CR, Zarins B, Ciullo JV. Recurrent anterior dislocation of the shoulder after surgical repair. Apparent causes of failure and treatment. J Bone Joint Surg. 1984;66(2):159–68.

[12] Burkhart SS, De Beer JF. Traumatic glenohumeral bone defects and their relationship to failure of arthroscopic Bankart repairs: significance of the inverted-pear glenoid and the humeral engaging Hill-Sachs lesion. Arthroscopy. 2000;16(7):677–94.

[13] Calandra JJ, Baker CL, Uribe J. The incidence of Hill-Sachs lesions in initial anterior shoulder dislocations. Arthroscopy. 1989;5(4):254–7.

[14] Fronek J, Warren RF, Bowen M. Posterior subluxation of the glenohumeral joint. J Bone Joint Surg. 1989;71(2):205–16.

[15] McLaughlin HL. Posterior dislocation of the shoulder. J Bone Joint Surg. 1952;24A(3):584–90.

[16] Goudie EB, Murray IR, Robinson CM. Instability of the shoulder following seizures. J Bone Joint Surg. 2012;94(6):721–8. https://doi. org/10.1302/0301-620X.94B6.28259.

[17] Di Giacomo G, De Vita A, Costantini A, de Gasperis N, Scarso P. Management of humeral head deficiencies and glenoid track. Curr Rev Musculoskelet Med. 2014;7(1):6–11. https://doi.org/10.1007/s12178- 013-9194-7.

[18] Yamamoto N, Itoi E, Abe H, Minagawa H, Seki N, Shimada Y, Okada K. Contact between the glenoid and the humeral head in abduction, external rotation, and horizontal extension: a new concept of glenoid track. J Shoulder Elb Surg. 2007;16(5):649–56. https://doi.org/10.1016/j. jse.2006.12.012.

[19] Howell SM, Galinat BJ. The glenoid-labral socket. A constrained articular surface. Clin Orthop Relat Res. 1989;243:122–5.

[20] Rao AG, Kim TK, Chronopoulos E, McFarland EG. Anatomical variants in the anterosuperior aspect of the glenoid labrum: a statistical analysis of seventy-three cases. J Bone Joint Surg. 2003;85-A(4):653–9.

[21] Owens BD, Nelson BJ, Duffey ML, Mountcastle SB, Taylor DC, Cameron KL, Campbell S, DeBerardino TM. Pathoanatomy of first-time, traumatic, anterior glenohumeral subluxation events. J Bone Joint Surg.

2010;92(7):1605–11. https://doi.org/10.2106/JBJS.I.00851.

[22] Speer KP, Deng X, Borrero S, Torzilli PA, Altchek DA, Warren RF. Biomechanical evaluation of a simulated Bankart lesion. J Bone Joint Surg. 1994;76(12):1819–26.

[23] Green MR, Christensen KP. Arthroscopic Bankart procedure: two- to five-year followup with clinical correlation to severity of glenoid labral lesion. Am J Sports Med. 1995;23(3):276–81.

[24] Neviaser TJ. The anterior labroligamentous periosteal sleeve avulsion lesion: a cause of anterior instability of the shoulder. Arthroscopy. 1993;9(1):17–21.

[25] Kim SH, Ha KI, Park JH, Kim YM, Lee YS, Lee JY, Yoo JC. Arthroscopic posterior labral repair and capsular shift for traumatic unidirectional recurrent posterior subluxation of the shoulder. J Bone Joint Surg. 2003;85-A(8):1479–87.

[26] Van Tongel A, Karelse A, Berghs B, Verdonk R, De Wilde L. Posterior shoulder instability: current concepts review. Knee Surg Sports Traumatol Arthrosc. 2011;19(9):1547–53. https://doi.org/10.1007/s00167-010-1293-z.

[27] Badge R, Tambe A, Funk L. Arthroscopic isolated posterior labral repair in rugby players. Int J Shoulder Surg. 2009;3(1):4–7. https://doi. org/10.4103/0973-6042.50875.

[28] McDonough A, Funk L. Critical reflection of the advanced rehabilitation of an elite rugby league player sustaining a posterior Bankart lesion. Phys Ther Sport. 2013;14(1):60–7. https://doi.org/10.1016/j.ptsp.2012.01.002.

[29] Snyder SJ, Karzel RP, Del Pizzo W, Ferkel RD, Friedman MJ. SLAP lesions of the shoulder. Arthroscopy. 1990;6(4):274–9.

[30] Funk L, Snow M. SLAP tears of the glenoid labrum in contact athletes. Clin J Sport Med. 2007;17(1):1–4. https://doi.org/10.1097/ JSM.0b013e31802ede87.

[31] Rowe CR, Patel D, Southmayd WW. The Bankart procedure: a long-term end-result study. J Bone Joint Surg. 1978;60(1):1–16.

[32] Robinson CM, Dobson RJ. Anterior instability of the shoulder after trauma. J Bone Joint Surg. 2004;86(4):469–79.

[33] Bigliani LU, Pollock RG, Soslowsky LJ, Flatow EL, Pawluk RJ, Mow VC. Tensile properties of the inferior glenohumeral ligament. J Orthop Res. 1992;10(2):187–97. https://doi.org/10.1002/jor.1100100205.

[34] Wolf EM, Cheng JC, Dickson K. Humeral avulsion of glenohumeral ligaments as a cause of anterior shoulder instability. Arthroscopy. 1995;11(5):600–7.

[35] Jost B, Koch PP, Gerber C. Anatomy and functional aspects of the rotator interval. J Shoulder Elb Surg. 2000;9(4):336–41. https://doi.org/10.1067/ mse.2000.106746.

[36] Kumar VP, Balasubramaniam P. The role of atmospheric pressure in stabilising the shoulder. An experimental study. J Bone Joint Surg. 1985;67(5):719–21.

[37] Terry GC, Chopp TM. Functional anatomy of the shoulder. J Athl Train. 2000;35(3):248–55.

[38] Collins DN. Disorders of the acromioclavicular joint. In: Rockwood CAJ, Matsen FA, editors. The shoulder, vol. 1. Philadelphia: Saunders- Elsevier; 2009. p. 453–526.

[39] Marcheggiani Muccioli GM, Manning C, Wright P, Grassi A, Zaffagnini S, Funk L. Acromioclavicular joint reconstruction with the LARS ligament in professional versus non-professional athletes. Knee Surg Sports Traumatol Arthrosc. 2014;24(6):1961–7. https://doi.org/10.1007/s00167- 014-3231-y.

[40] Jerosch J, Thorwesten L, Teigelkotter T. Proprioception of the shoulder joint in young tennis players. Sportverletz Sportschaden. 1997;11(1):1–9. https://doi.org/10.1055/s-2007-993356.

[41] Lugo R, Kung P, Ma CB. Shoulder biomechanics. Eur J Radiol. 2008;68(1):16–24. https://doi.org/10.1016/ j.ejrad.2008.02.051.

[42] Wuelker N, Korell M, Thren K. Dynamic glenohumeral joint stability. J Shoulder Elb Surg. 1998;7(1):43–

52.

[43] Turkel SJ, Panio MW, Marshall JL, Girgis FG. Stabilizing mechanisms preventing anterior dislocation of the glenohumeral joint. J Bone Joint Surg. 1981;63(8):1208–17.

[44] Cain PR, Mutschler TA, Fu FH, Lee SK. Anterior stability of the glenohumeral joint. A dynamic model. Am J Sports Med. 1987;15(2):144–8.

[45] Kirchhoff C, Imhoff AB. Posterosuperior and anterosuperior impingement of the shoulder in overhead athletes-evolving concepts. Int Orthop. 2010;34(7):1049–58. https://doi.org/10.1007/s00264-010-1038-0.

[46] Pagnani MJ, Deng XH, Warren RF, Torzilli PA, O'Brien SJ. Role of the long head of the biceps brachii in glenohumeral stability: a biomechanical study in cadavera. J Shoulder Elb Surg. 1996;5(4):255–62.

[47] Halder AM, Itoi E, An KN. Anatomy and biomechanics of the shoulder. Orthop Clin North Am. 2000;31(2):159–76.

[48] Poppen NK, Walker PS. Forces at the glenohumeral joint in abduction. Clin Orthop Relat Res. 1978;135:165–70.

[49] Kibler WB. The role of the scapula in athletic shoulder function. Am J Sports Med. 1998;26(2):325–37.

[50] Glousman R, Jobe F, Tibone J, Moynes D, Antonelli D, Perry J. Dynamic electromyographic analysis of the throwing shoulder with glenohumeral instability. J Bone Joint Surg. 1988;70(2):220–6.

第 2 章　过顶运动员肩部损伤
Shoulder Injuries in Overhead Athletes

Teruhisa Mihata　**著**

黄成龙　徐红伟　**译**

学习要点

➢ 过顶运动员的肩部症状主要与髋关节、躯干、肩胛骨、肩关节和肘关节的运动链失效相关。运动链失效后，肩关节的生物力学会发生改变，导致特定软组织（包括肌腱、韧带和肌肉）或关节（软骨或软骨下骨）承受过度应力，从而影响投掷成绩。

➢ 在运动链失效的早期阶段，肩部疼痛并非肩关节解剖结构损伤引起，大多数可以通过保守治疗缓解。

➢ 运动链的病理改变（包括肩胛骨运动功能障碍、肌肉不平衡、后方结构紧张、前方结构松弛）可以通过物理治疗得到改善，大部分患者经过物理治疗后，投掷时肩痛症状可以缓解或消失。物理治疗时必须要了解上肢运动链的相互作用，并确定每个运动员的病损情况，这是治疗能否成功的关键。

➢ 如果早期对运动链失效处理不当，肩关节软组织或软骨损伤会加重，从而导致疾病进展。

➢ 如果物理治疗失败，需要考虑手术治疗。最佳的手术方案需要综合考虑患者的情况，包括性别、年龄、运动需求、职业和体格检查（包括肩部松弛和僵硬情况）来确定。

一、病因

过顶投掷动作是通过协调的运动链完成的[1, 2]。高效的运动链可以最大程度的将肩胛带、核心肌群和下肢肌肉的力量转移到手[3]，在投掷动作后期举起和加速阶段，会在盂肱关节上产生巨大的力量[4]。因此，即使运动链功能完全正常，反复的投掷运动也会导致盂肱关节肌腱和韧带的轻微损伤。

过顶运动员的肩部症状主要与运动链（特别是髋关节、躯干和肩胛骨）以及解剖结构损伤有关。一旦运动链失效，肩部生物力学会发生改变，导致特定软组织（包括肌腱、韧带和肌肉）或关节（软骨或软骨下骨）承受过度应力，从而影响投掷成绩。在运动链失效的早期阶段，肩部疼痛不是由肩关节解剖结构损伤引起的。如果早期对运动链失效处理不当，肩部软组织或软骨会继发损伤，引起疾病进展。髋关节僵硬与肩部损伤和投掷水平的下降密切相关[5]。肩胛骨运动障碍与肩袖损伤[6]、肩峰下撞击[7, 8]和内撞击[9, 10]相关。一项数学模拟研究发现，如果躯干动力减少20%，需要增加33%的投掷速度才能保持球的原有冲击力量[1]。

二、诊断

（一）早期运动链失效

运动链失效早期，肩部症状可以无解剖结构损伤。这些病例在临床上通常被诊断为肩部炎症、投掷肩功能障碍或运动链损伤综合征。运动链失效早期症状保守治疗通常有效。

（二）进展期运动链失效

对于进展期的病例需要进一步影像学检查（如 X 线、CT、MRI 和超声检查），评估是否存在解剖结构损伤，并进行诊断。

肩关节病损

(1) SLAP 损伤和肱二头肌长头肌腱炎：Ⅱ型 SLAP 损伤表现为上盂唇和肱二头肌长头肌腱从肩胛盂撕脱（图 2-1）[11]，会引起肩关节不稳[11-13]和疼痛[11, 14, 15]。

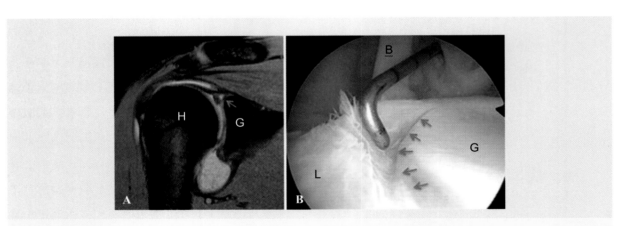

▲ 图 2-1　Ⅱ型 SLAP 损伤
A. MR 肩关节造影；B. 关节镜下表现。B . 肱二头肌长头肌腱；G. 肩胛盂；H. 肱骨头；L. 上盂唇

生物力学研究表明，Ⅱ型 SLAP 损伤会引起盂肱关节的异常运动[13, 16]。肩关节过度外旋会导致前方关节囊松弛，这也是Ⅱ型 SLAP 损伤的力学机制之一[16, 17]。当Ⅱ型 SLAP 损伤合并前关节囊松弛时，盂肱关节的移动会增加，从而加重肩部症状[16]。SLAP 损伤可以通过 MRI 或 MR 关节造影进行诊断，有症状的Ⅱ型 SLAP 损伤查体时 O'Brien 试验阳性，肩关节极度外展外旋时可出现疼痛。

(2) 肩袖损伤：肩袖损伤在过顶运动员中很常见，包括棒球运动员[18]和网球运动员[19]。日积月累的经常性投掷运动会引起肩部肌肉劳损和肩袖撕裂，通常累及冈上肌后半部分和冈下肌上半部分的下表面。虽然关节面侧部分肩袖撕裂（PASTA 损伤）在过顶运动员中很常见（图 2-2）[20-22]，但全层撕裂发生率较低。

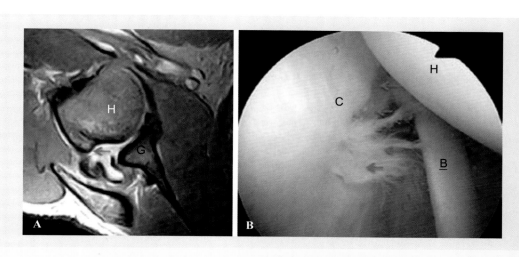

▲ 图 2-2　PASTA 损伤（关节面侧部分肩袖撕裂）
A. 外展外旋位 MR 造影；B. 关节镜下表现。B. 肱二头肌长头肌腱；C. 冈上肌和冈下肌之间的上关节囊；G. 肩胛盂；H. 肱二头肌长头肌腱

最近一项解剖学研究表明，上关节囊附着在 30%～61% 大结节的区域[23]。这意味冈上肌和冈下肌的关节面侧部分损伤会使部分上关节囊失去在大结节上的附着。肌腱厚度小于 50% 的部分撕裂不是真正意义上的肩袖撕裂，而是上关节囊撕裂。使用 MRI 或超声检查，可以精确地诊断肩袖撕裂的大小和位置，并区别是部分还是完全撕裂。撕裂厚度大于 50% 或完全的冈上肌或冈下肌腱撕裂的患者，患者肩峰下撞击试验（Neer 征[24]、Hawkins 征[25]或 Yocum 试验[26, 27]）阳性，肩外展或外旋肌力下降。尸体生物力学研究显示，上关节囊大结节处的撕裂（会伴有部分肩袖撕裂），增加了肱骨头的前下移位[28]。关节面侧的部分肩袖撕裂，需要评估肩关节的松弛度。

(3) 撕裂和延长：由于前方结构松弛导致的肩关节前方不稳[14, 29, 30]可能会影响投掷运动员的竞技能力。虽然创伤性半脱位会造成部分投掷运动员前方盂唇或肩胛下肌撕裂[31, 32]，但大多数前方结构过度松弛（肱骨头过度活动）的病例是由于投掷运动时前方结构反复拉伸所致[32-35]。前方结构过度松弛（延长）会在投掷运动的加速阶段导致肩关节半脱位，从而影响投掷能力。撕裂或延长可以通过 MR 造影进行诊断（图 2-3）。

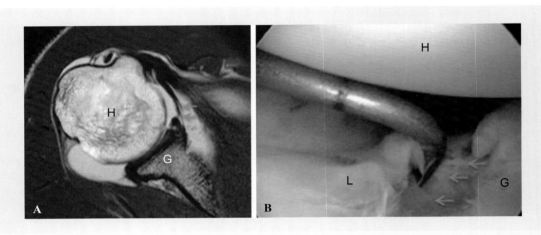

▲ 图 2-3　前方盂唇撕裂

A. MR 关节造影；B. 关节镜下表现。G. 肩胛盂；H. 肱骨头；L. 前方盂唇

　　损伤或延长会引起肩关节疼痛，但并不会在肩关节极度外展外旋时引起不稳。因为过顶运动员前方结构撕裂或拉长不像创伤性肩关节前脱位那样严重，轻微的损伤只会引起肩关节疼痛。此外，运动员还会因为前盂唇撕裂而出现前肩痛，或者因为内撞击而出现后肩痛，而且会因为前方结构松弛增加而加重[36]。

　　(4) 少年棒球肩（肱骨近端骨骺分离）：青少年投掷运动员的少年棒球肩（肱骨近端骨骺分离），因为反复投掷动作会导致骺板损伤，骺板比周围的肌腱和韧带弱，会引起骨骺分离，因此这种损伤被称为少年棒球肩（肱骨近端骨骺分离）。肱骨近端骨骺分离在投掷过程中会引起肱骨近端局部疼痛，诊断依据是在 X 线或超声影像上可以发现肱骨近端骨骺增宽（图 2-4）[37, 38]。大多数患者存在肱骨近端的骺板压痛。

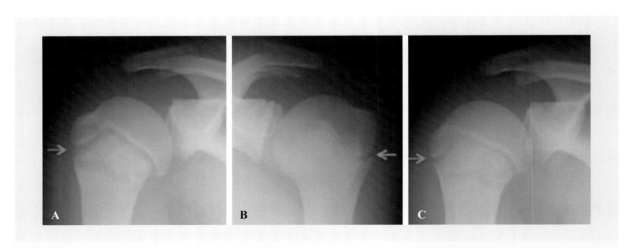

▲ 图 2-4　少年棒球肩（肱骨近端骨骺分离）影像学表现

A. 第一次门诊就诊时肱骨近端骨骺增宽；B. 左侧正常的肱骨近端骺板；C. 停棒球运动 3 个月后右肱骨近端骺板愈合

(5) 神经血管疾病：包括肩胛上神经卡压、四边孔综合征、胸廓出口综合征和受挫性血栓症（Paget–Schroetter 综合征）。

过顶运动员中不太常见的肩关节疼痛原因包括四边孔综合征[39, 40]、肩胛上神经卡压[41-43]，血管病变包括腋动静脉受挫性血栓[44-47]和胸廓出口综合征[42, 43, 48, 49]。这些血管神经病变诊断困难，需要特殊检查明确诊断，如肌电图和血管造影（图 2-5）。

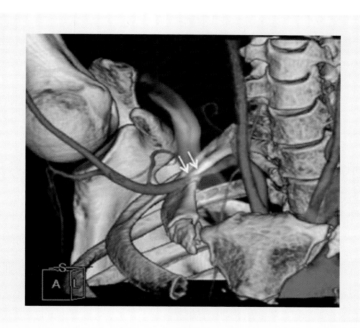

▲ 图 2-5　胸廓出口综合征的三维 CT 血管造影
图中白箭显示锁骨和第一肋骨之间的锁骨下动脉受压（由 Dr. Kozo Furushima，Keiyu Hospital，Japan 提供）

三、过顶运动相关病理

（一）肩关节内撞击

肩关节内撞击发生在投掷运动的后期，由肩袖下表面撞击后上盂唇和肩胛盂引起，也是导致后方肩袖损伤和 II 型 SLAP 损伤的原因[50, 51]。肩关节内撞击可以是生理性的，投掷运动员和普通人在肩关节外展外旋时都会发生[52]，但严重的内撞击可能是病理性的。因此，增加的盂肱关节接触应力是病理性内撞击发生的关键。生物力学和肌电图研究表明：①过度的盂肱关节水平外展[53]；②前方结构的松弛度增加[36]；③后方关节囊的紧张[54]；④肩胛下肌力量减弱引起的肩袖肌力失衡[55, 56]；⑤内旋肌力减弱[55]；⑥肩胛骨内旋增加会导致严重的内撞击[10]。

（二）肩峰下撞击

肩峰下撞击多见于年龄较大的过顶运动员。几项研究报道了肩胛骨向上旋转减少与肩峰下撞击引起的肩部疾病之间的关系[8, 57]。既往生物力学研究表明，后下方关节囊的紧张增加了喙肩弓的接触应力和面积[58]。年龄较大的过顶运动员的 X 线有时可以显示出前肩峰或肩峰骨刺。

（三）剥离机制

剥离损伤是 II 型 SLAP 损伤的病理机制[14]。尸体研究表明，肱骨过度外旋会引起上盂唇张力增加[59] 和剥离[60, 61]，提示肱骨外旋增加会导致上盂唇的剥离损伤。虽然增加外旋对于高竞技水平的投掷运动是非常必要的[17]，但可能导致 II 型 SLAP 损伤。

（四）病态肩胛骨

Burkhart 等[15] 将掷时的肩胛骨运动功能障碍称为"病态肩胛骨"（肩胛骨位置不正、内侧下部突出、喙突疼痛和位置异常及肩胛骨运动障碍）并将其分为三型：I 型，肩胛骨内下角凸起；II 型，肩胛骨内缘凸起；III 型，肩胛骨上缘凸起。肩胛骨内缘凸起和肩胛骨过度内旋有关，是引起死臂综合征的原因之一[15, 62, 63]。一项尸体生物力学研究表明，肩胛骨内旋转增加（可能是肩胛骨内侧边缘突出的原因）增加了投掷运动后期内部撞击引起的大结节和肩胛骨之间的接触应力，使受撞击肩袖和上盂唇撕裂风险增加[10]。肩胛骨向上旋转减少，会增加内撞击面积。肩胛骨方向的改变会引起肩关节旋转中心的改变[63]，上下肢之间运动链的功能会减弱[63, 64]，肩部肌肉功能下降[62, 63]，从而增加肩部损伤的风险[62, 63, 65]。

（五）病理性肩关节松弛

由于功能障碍引起的肩关节松弛会使投掷功能降低[32-35, 66]。Jobe 等[67, 68] 假设，过顶运动员由于反复微创伤引起的肩关节松弛会引起继发性病理改变，如盂唇损伤或肩袖撕裂（病理性肩关节松弛）。一项尸体生物力学研究表明，投掷运动员前方关节囊过度松弛是反复施加过多的外旋扭转造成的[34]，盂肱关节的水平外展和接触应力会明显增加[36]。这些研究结果表明，前方关节囊过度松弛会在投掷的后期引起严重的内撞击。

四、治疗原则

物理治疗是过顶运动员运动链失效早期最重要的治疗方法，可以避免手术治疗并改善肩关节功能，对于术后肩关节功能恢复也非常重要。运动链损伤包括肩胛骨运动功能障碍、肌肉不平衡、后方结构紧张和前方结构松弛，可以通过物理治疗得到改善，投掷时肩关节疼痛多数会减轻或消失。了解上肢运动链的相互作用，确定每个运动员的病理改变，是物理治疗成功的关键（图 2-6）。

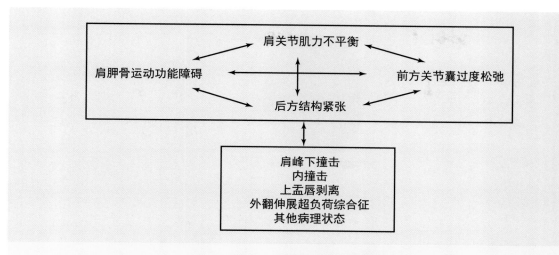

▲ 图 2-6 上肢运动链的相互作用

四种病理状态包括肩胛骨运动功能障碍、后方结构紧张、前方关节囊松弛和肩关节肌力不平衡，它们之间相互作用。这四种病理状态还可引起肩峰下撞击、内撞击、上盂唇剥离、外翻伸展超负荷综合征及其他病理状态，可能导致解剖结构的损伤。反之也是可能的，即撞击、剥离和过载也会导致四种病理情况

肩胛骨运动功能障碍[10, 63]、后方结构紧张[14, 54]、前方关节囊松弛[33, 34, 36, 68]和肌力不平衡[55, 56]四种主要病理改变之间相互影响，同时也会引起肩峰下撞击[58]和内撞击[10, 36, 54, 56]、上盂唇的剥离[12, 14, 56]、外翻伸展超负荷综合征[69]和其他病理状态，这会引起解剖结构的损伤。反之也是可能的，即撞击、剥离和过载也会导致四种主要的病理情况。需要仔细评估躯干和下肢的功能，如果物理治疗失败，需要考虑手术治疗。

HARA 测试对评估引起肩痛的上肢运动链异常非常有价值。HARA 测试包括 11 项与肩胛骨和肱骨运动链相关的体检：①肩胛骨 – 脊柱距离（图 2-7）；②伸肘试验（图 2-8）；③推肘试验（图 2-12）；④徒手外展肌力测试；⑤徒手外旋肌力测试；⑥徒手内旋肌力测试；⑦联合外展试验（图 2-9）；⑧水平屈曲试验（图 2-10）；⑨关节囊松弛试验；⑩肩峰下撞击试验；⑪过度外旋试验（图 2-11）。对 HARA 测试的总分（即"正常"结果的数量）（图 2-12）和每次检查中的异常情况进行评估。

患者坐位时测量肩胛骨 – 脊柱距离，伸肘试验，推肘试验，肩峰下撞击试验，肩关节徒手外展肌力和内、外旋肌力测试。患者仰卧进行联合外展试验、水平屈曲试验、关节囊松弛试验和过度外旋试验。

测量双上肢在体侧中立位时肩胛骨内侧缘到胸椎棘突的距离（图 2-7），使用胸椎上最近的棘突作为参考点，双侧测量值之间的差异超过 1cm 即认为异常。为了评估肩胛骨稳定性，肩部前屈90° 行伸肘试验和推肘试验（图 2-8 和图 2-9）。

在伸肘试验中，被检者使用最大力量从屈肘 90° 开始伸展肘关节，同时检查者握住受试者的前臂以抵抗伸展力（图 2-8）。在推肘试验中，当检查者用两手分别抓住对侧肘部，被检者以最大的力量依次向前推动肘部，检查者通过握住被检者的肘部来抵抗推力（图 2-9）。

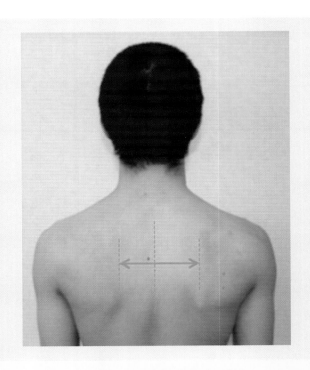

▲ 图 2-7　肩胛骨 - 脊柱距离

在肩胛骨 - 脊柱距离测试中，测量双上肢在体侧中立位放置时肩胛骨内侧缘到胸椎棘突的距离，使用胸椎上最近的棘突作为参考点，双侧测量值之间的差异超过 1cm 即认为异常

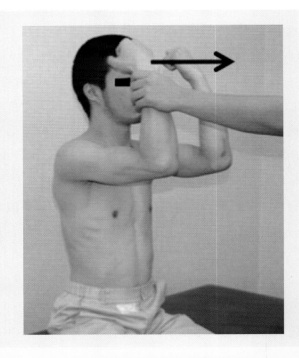

▲ 图 2-8　伸肘试验评估肩胛骨稳定性

肩关节前屈 90°　行伸肘试验。受试者以最大的力量从屈肘 90°　开始伸展肘关节，检查者握住受试者的前臂以抵抗伸展力。当优势侧的肌肉力量小于非优势侧的肌肉力量时，即认为异常

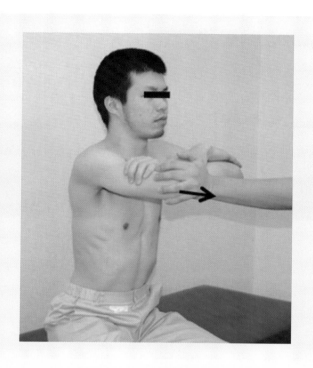

▲ 图 2-9　推肘试验评估肩胛骨稳定性

肩部前屈 90° 行肘部推力试验。检查者用手分别握住被检者对侧肘部，被检者肘部以最大的力量交替向前推。检查者握住被检者肘部抵抗推力。当优势侧的肌力小于非优势侧时，即认为异常

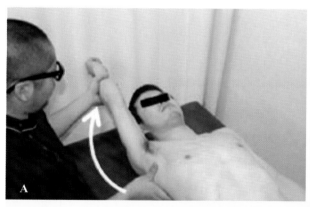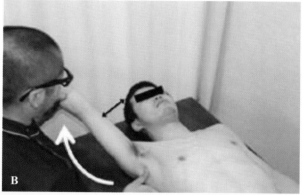

▲ 图 2-10　联合外展试验评估肩关节后方紧张程度

检查者握住肩胛骨阻止肩胛骨移动。肱骨在冠状面被动外展，在肩胛骨固定时，盂肱关节外展过程中，如果上臂不能触及头部，即认为异常。A. 正常；B. 异常

　　徒手肌力分级法评估肌力可分为 0 ～ 5 级。让被检者竖起大拇指来评估肩外展肌力，即"满罐试验"[26, 27, 70]。让被检者上肢放在体侧，进行外旋肌力检查[71]。通过测试被检者将手抬离后背的力量评估内旋肌力[72]。在行伸肘试验，推肘试验和徒手外展、外旋、内旋肌力测试时，当优势侧肌力低于非优势侧时，即认为异常。为了评估肩后方的紧缩感，检查者固定并握住肩胛骨进行外展

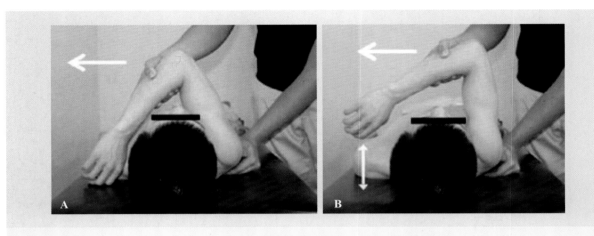

▲ 图 2-11 水平屈曲试验评估肩关节后方紧张程度

检查者握住并水平屈曲肱骨来完全阻止肩胛骨的任何移动。当被检者在肩部水平屈曲、肩胛骨固定时，受试者手不能触碰到对侧肩下面的床，即认为异常。A. 正常；B. 异常

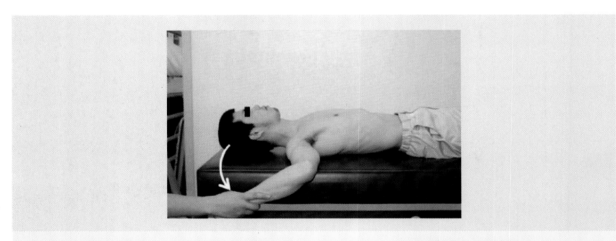

▲ 图 2-12 仰卧位肘关节屈曲 90° 行过度外旋试验，评估上盂唇剥离和内撞击
当检查者施加的外旋扭矩超过最大外旋位置，被检者感到疼痛时，即认为异常

试验和水平屈曲试验。行联合外展试验时，肱骨在冠状面被动外展（图 2-10）。行水平屈曲试验中，肱骨水平屈曲（图 2-11），如果受试者的上臂在盂肱关节外展过程中无法触碰到头部，联合外展试验即认为异常。当被检者在肩部水平屈曲、肩胛骨固定时，手不能触碰到对侧肩下面的床面，水平屈曲试验即认为异常。关节囊松弛试验可以通过前方、后方和下方的加载 – 移位试验和前方恐惧试验、再复位试验进行评价，如果优势肩松弛增加或感肩关节不稳时即为异常。

评估肩峰下撞击可以进行 Neer[24]、Hawkins[25] 和 Yocum[26, 27] 试验。如果被检者在这些试验中有一项能诱发出肩部疼痛，肩峰下撞击试验即为异常。仰卧位肩关节外展屈曲 90° 行极度外旋试验（图 2-12）可以评价上盂唇剥离[12, 14, 16] 和病理性内撞击[50, 53, 65]。当检查者施加的外旋扭矩超过最大外旋位置，被检者感到疼痛即为异常。记录每一位被检者 HARA 测试评分 11 项体检中"正常"

Hara 测试评分表

检查日期_____

姓名_____年龄_____性别_____

优势手（右）_____（左）_____

运动项目_____位置_____运动年限_____

检查者须知：

请对以下 11 项内容进行查体并评分，然后计算总分（即"正常"的总数）。

肩胛骨功能

肩胛骨 – 脊柱距离	异常	正常
伸肘试验	异常	正常
推肘试验	异常	正常

徒手肌力测试

外展	异常	正常
外旋	异常	正常
内旋	异常	正常

后方紧张

联合外展试验	异常	正常
水平屈曲试验	异常	正常

关节囊松弛试验	异常	正常
肩峰下撞击试验	异常	正常
极度外旋试验	异常	正常

Hara 测试总分　　　　　　　_____
（"正常"总数）

▲ 图 2-13　**HARA 测试评分表**

当检查者施加的外旋扭矩超过最大外旋位置，被检者感到疼痛时，即认为异常

结果的总分，最高总分（11 分）代表所有项目都"正常"（即没有发现异常）；得分较低的被检者可能存在上肢运动链失效。

投掷运动员在外展 90° 时，优势肩的外旋增加，内旋减少[15, 73, 74]，这一改变是由前方关节囊松弛[33, 34, 50]、后方关节囊紧张[15, 54, 75, 76]、肌力失衡[56]、肩胛骨位置异常[10, 77]或肱骨后倾增加[74, 78, 79]引起。肱骨后倾增加是为了更好地适应投掷运动，前方关节囊过度松弛、后方关节囊紧张和肌肉失衡会引起肩袖撕裂和 SLAP 损伤。为了评估关节囊或肌肉失衡，在排除双侧肱骨后倾差异后，根据结节间沟的位置确定标准的旋转中立位，用超声辅助测量盂肱关节的活动度是一种有效的方法[61]。

五、预后

（一）保守治疗

关于物理治疗预后的研究报道较少。Edwards 等报道了 SLAP 损伤的保守治疗（物理治疗和非甾体抗炎药）的结果[80]，在 15 名过顶运动员中，10 名（67%）在保守治疗后能够重返过顶运动。

观察 25 名所有病理异常均经查体和 MRI 确诊的竞技棒球运动员（肩部炎症 11 例，SLAP 损伤 10 例，SLAP 损伤伴肩袖部分撕裂 3 例，肩肱中韧带撕裂 1 例）不使用非甾体抗炎药只进行物理治疗的临床疗效，总体而言，92%（23/25）的运动员可以通过适当的物理治疗恢复到以前的运动水平，重返赛场的平均时间为 53 天。

青少年棒球运动员的大多数肩部损伤，如少年棒球肩（肱骨近端骨骺分离），可以通过保守治疗痊愈，特别是受伤的早期阶段。保守治疗包括让运动员得到休息，进行物理治疗，避免投掷运动。预防是青少年运动员肩部损伤治疗的关键。

（二）手术治疗

关节镜下 SLAP 修补的临床结果各家报道不一致，成功率为 22%～94%[81-87]。Conway[21] 报道，9 名棒球运动员应用关节镜下修补术治疗肩袖部分撕裂，取得了非常好的临床疗效。其中 7 名是职业球员，2 名是业余球员，有 8 名球员（89%）重返同一级别或更高级别的比赛。但大多数关于职业棒球运动员肩袖修补的研究显示预后不佳，很难恢复到受伤前的比赛水平[18, 88, 89]。肩袖部分撕裂清创术后，有 16%～85% 的运动员能重返运动比赛[20, 21, 90, 91]。

六、手术

如果物理治疗失败，通常需要手术治疗。过顶运动员的大多数肩部损伤可以通过关节镜进行治疗。对于 SLAP 损伤，可以选择对分离的上盂唇进行清创、修补（图 2-14）或肱二头肌长头肌腱固定术。

关节面侧肩袖部分撕裂的手术治疗包括撕裂肩袖清创术（根据肩峰情况决定是否行肩峰成形术）[91-96]、经腱修补（图 2-15）[90, 97-102]，或转为全层撕裂后修补[98, 100, 103-105]。

每个患者的最佳手术方案并不一致，需要个体化，即根据患者的性别、年龄、运动、职业和查体结果（包括肩关节松弛和僵硬）来确定。最近，Ito 和 Furushima 建议（个人体会）对患有胸廓出口综合征的过顶运动员行第一肋骨切除术。

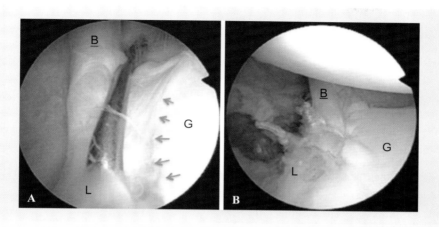

▲ 图 2-14　肩关节镜后方入路观察

A. 术前 II 型 SLAP 损伤（蓝箭）；B. 上盂唇损伤修复后（SLAP 修补）。B. 肱二头肌长头腱；G. 肩胛盂；L. 上盂唇

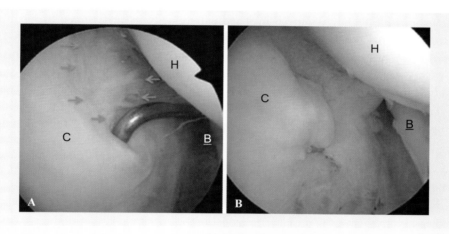

▲ 图 2-15　肩关节镜后方入路观察

A. PASTA 损伤（关节面侧肩袖部分撕裂）；B. PASTA 损伤经肌腱修补后。B. 肱二头肌长头腱；C. 冈上肌腱和冈下肌腱下的上关节囊；H. 肱骨头

问　答

1. 问：引起投掷运动员肩痛的最常见原因是什么？

答：过顶运动员肩关节症状主要与运动链失效有关。一旦运动链失效，肩关节生物力学会发生改变，引起肩关节肌肉、肌腱、韧带和关节表面承受过多应力。

2. 问：是否多数过顶运动员肩部损伤需要手术治疗？

答：不需要。大多数肩痛症状并非解剖结构损伤引起，大部分早期症状保守治疗有效。

3. 问：什么时候考虑手术治疗？

答：如果运动链失效早期没有得到合理治疗，会引起肩关节、肘关节软组织和软骨损伤，导致疾病进展，如果物理治疗无效，可以考虑手术治疗。

4. 问：手术疗效如何？

答：手术疗效差别较大，成功率为 22% ～ 94%。引起差别的原因在于过顶运动员的肩痛因素较多而且复杂。

参考文献

[1] Kibler WB. Biomechanical analysis of the shoulder during tennis activities. Clin Sports Med. 1995;14:79–85.

[2] Putnam CA. Sequential motions of body segments in striking and throwing skills: descriptions and explanations. J Biomech. 1993;26(Suppl 1):125–35.

[3] Lintner D, Noonan TJ, Kibler WB. Injury patterns and biomechanics of the athlete's shoulder. Clin Sports Med. 2008;27:527–51.

[4] Fleisig GS, Andrews JR, Dillman CJ, Escamilla RF. Kinetics of baseball pitching with implications about injury mechanisms. Am J Sports Med. 1995;23:233–9.

[5] Robb AJ, Fleisig G, Wilk K, Macrina L, Bolt B, Pajaczkowski J. Passive ranges of motion of the hips and their relationship with pitching biomechanics and ball velocity in professional baseball pitchers. Am J Sports Med. 2010;38:2487–93.

[6] Kibler WB, Sciascia A. Current concepts: scapular dyskinesis. Br J Sports Med. 2010;44:300–5.

[7] Graichen H, Stammberger T, Bonel H, Wiedemann E, Englmeier KH, Reiser M, Eckstein F. Three-dimensional analysis of shoulder girdle and supraspinatus motion patterns in patients with impingement syndrome. J Orthop Res. 2001;19:1192–8.

[8] Ludewig PM, Cook TM. Alterations in shoulder kinematics and associated muscle activity in people with symptoms of shoulder impingement. Phys Ther. 2000;80:276–91.

[9] Drakos MC, Rudzki JR, Allen AA, Potter HG, Altchek DW. Internal impingement of the shoulder in the overhead athlete. J Bone Joint Surg Am. 2009;91:2719–28.

[10] Mihata T, Jun BJ, Bui CN, Hwang J, McGarry MH, Kinoshita M, Lee TQ. Effect of scapular orientation on shoulder internal impingement in a cadaveric model of the cocking phase of throwing. J Bone Joint Surg Am. 2012;94:1576–83.

[11] Snyder SJ, Karzel RP, Del Pizzo W, Ferkel RD, Friedman MJ. SLAP lesions of the shoulder. Arthroscopy. 1990;6:274–9.

[12] Mihata T, McGarry MH, Tibone JE, Abe M, Lee TQ. Type II SLAP lesions: a new scoring system--the sulcus score. J Shoulder Elb Surg. 2005;14:19S–23S.

[13] Panossian VR, Mihata T, Tibone JE, Fitzpatrick MJ, McGarry MH, Lee TQ. Biomechanical analysis of isolated type II SLAP lesions and repair. J Shoulder Elb Surg. 2005;14:529–34.

[14] Burkhart SS, Morgan CD. The peel-back mechanism: its role in producing and extending posterior type II SLAP lesions and its effect on SLAP repair rehabilitation. Arthroscopy. 1998;14:637–40.

[15] Burkhart SS, Morgan CD, Kibler WB. The disabled throwing shoulder: spectrum of pathology part I: pathoanatomy and biomechanics. Arthroscopy. 2003;19:404–20.

[16] Mihata T, McGarry MH, Tibone JE, Fitzpatrick MJ, Kinoshita M, Lee TQ. Biomechanical assessment of type II superior labral anteriorposterior (SLAP) lesions associated with anterior shoulder capsular laxity as seen in throwers: a cadaveric study. Am J Sports Med. 2008;36:1604–10.

[17] Andrews JR, Dugas JR. Diagnosis and treatment of shoulder injuries in the throwing athlete: the role of thermal-assisted capsular shrinkage. Instr Course Lect. 2001;50:17–21.

[18] Mazoue CG, Andrews JR. Repair of full-thickness rotator cuff tears in professional baseball players. Am J

Sports Med. 2006;34:182–9.

[19] Sonnery-Cottet B, Edwards TB, Noel E, Walch G. Rotator cuff tears in middle-aged tennis players: results of surgical treatment. Am J Sports Med. 2002;30:558–64.

[20] Andrews JR, Broussard TS, Carson WG. Arthroscopy of the shoulder in the management of partial tears of the rotator cuff: a preliminary report. Arthroscopy. 1985;1:117–22.

[21] Conway JE. Arthroscopic repair of partial-thickness rotator cuff tears and SLAP lesions in professional baseball players. Orthop Clin North Am. 2001;32:443–56.

[22] Levitz CL, Dugas J, Andrews JR. The use of arthroscopic thermal capsulorrhaphy to treat internal impingement in baseball players. Arthroscopy. 2001;17:573–7.

[23] Nimura A, Kato A, Yamaguchi K, Mochizuki T, Okawa A, Sugaya H, Akita K. The superior capsule of the shoulder joint complements the insertion of the rotator cuff. J Shoulder Elb Surg. 2012;21:867–72.

[24] Neer CS. Anterior acromioplasty for the chronic impingement syndrome in the shoulder: a preliminary report. J Bone Joint Surg Am. 1972;54:41–50.

[25] Hawkins RJ, Kennedy JC. Impingement syndrome in athletes. Am J Sports Med. 1980;8:151–8.

[26] McFarland EG. Rotator cuff disease and impingement. In: McFarland EG, editor. Examination of the shoulder. New York: Thieme Medical Publishers, Inc.; 2005. p. 126–61.

[27] McFarland EG. Strength testing. In: McFarland EG, editor. Examination of the shoulder. New York: Thieme Medical Publishers, Inc.; 2005. p. 88–125.

[28] Ishihara Y, Mihata T, Tamboli M, Nguyen L, Park KJ, McGarry MH, Takai S, Lee TQ. Role of the superior shoulder capsule in passive stability of the glenohumeral joint. J Shoulder Elb Surg. 2013;23(5):642–8.

[29] Cohen DB, Coleman S, Drakos MC, Allen AA, O'Brien SJ, Altchek DW, Warren RF. Outcomes of isolated type II SLAP lesions treated with arthroscopic fixation using a bioabsorbable tack. Arthroscopy. 2006;22:136–42.

[30] Hawkins RJ, Schutte JP, Janda DH, Huckell GH. Translation of the glenohumeral joint with the patient under anesthesia. J Shoulder Elb Surg. 1996;5:286–92.

[31] Owens BD, Dickens JF, Kilcoyne KG, Rue JP. Management of midseason traumatic anterior shoulder instability in athletes. J Am Acad Orthop Surg. 2012;20:518–26.

[32] Savoie FH, O'Brien MJ. Anterior instability in the throwing shoulder. Sports Med Arthrosc. 2014;22:117–9.

[33] Jobe FW, Giangarra CE, Kvitne RS, Glousman RE. Anterior capsulolabral reconstruction of the shoulder in athletes in overhand sports. Am J Sports Med. 1991;19:428–34.

[34] Mihata T, Lee Y, McGarry MH, Abe M, Lee TQ. Excessive humeral external rotation results in increased shoulder laxity. Am J Sports Med. 2004;32:1278–85.

[35] Ryu RK, Dunbar WH, Kuhn JE, McFarland EG, Chronopoulos E, Kim TK. Comprehensive evaluation and treatment of the shoulder in the throwing athlete. Arthroscopy. 2002;18:70–89.

[36] Mihata T, McGarry MH, Neo M, Ohue M, Lee TQ. Effect of anterior capsular laxity on horizontal abduction and forceful internal impingement in a cadaveric model of throwing shoulder. Am J Sports Med. 2015;43(7):1758–63.

[37] Carson WG, Gasser SI. Little Leaguer's shoulder. A report of 23 cases. Am J Sports Med. 1998;26:575–80.

[38] Ireland ML, Andrews JR. Shoulder and elbow injuries in the young athlete. Clin Sports Med. 1988;7:473–94.

[39] Hoskins WT, Pollard HP, McDonald AJ. Quadrilateral space syndrome: a case study and review of the literature. Br J Sports Med. 2005;39:e9.

[40] Todd GJ, Benvenisty AI, Hershon S, Bigliani LU. Aneurysms of the mid axillary artery in major league baseball pitchers--a report of two cases. J Vasc Surg. 1998;28:702–7.

[41] Gowan ID, Jobe FW, Tibone JE, Perry J, Moynes DR. A comparative electromyographic analysis of the shoulder during pitching. Professional versus amateur pitchers. Am J Sports Med. 1987;15:586–90.

[42] Safran MR. Nerve injury about the shoulder in athletes, part 1: suprascapular nerve and axillary nerve. Am

J Sports Med. 2004;32:803–19.

[43] Safran MR. Nerve injury about the shoulder in athletes, part 2: long thoracic nerve, spinal accessory nerve, burners/stingers, thoracic outlet syndrome. Am J Sports Med. 2004;32:1063–76.

[44] Adams JT, DeWeese JA. "Effort" thrombosis of the axillary and subclavian veins. J Trauma. 1971;11:923–30.

[45] Nemmers DW, Thorpe PE, Knibbe MA, Beard DW. Upper extremity venous thrombosis. Case report and literature review. Orthop Rev. 1990;19:164–72.

[46] Takach TJ, Kane PN, Madjarov JM, Holleman JH, Nussbaum T, Robicsek F, Roush TS. Arteriopathy in the high-performance athlete. Tex Heart Inst J. 2006;33:482–6.

[47] Tullos HS, Erwin WD, Woods GW, Wukasch DC, Cooley DA, King JW. Unusual lesions of the pitching arm. Clin Orthop Relat Res. 1972;88:169–82.

[48] Degeorges R, Reynaud C, Becquemin JP. Thoracic outlet syndrome surgery: long-term functional results. Ann Vasc Surg. 2004;18:558–65.

[49] Nichols AW. The thoracic outlet syndrome in athletes. J Am Board Fam Pract. 1996;9:346–55.

[50] Jobe CM. Superior glenoid impingement. Current concepts. Clin Orthop Relat Res. 1996;330:98–107.

[51] Walch G, Boileau P, Noel E, Donell ST. Impingement of the deep surface of the supraspinatus tendon on the posterosuperior glenoid rim: an arthroscopic study. J Shoulder Elb Surg. 1992;1:238–45.

[52] Halbrecht JL, Tirman P, Atkin D. Internal impingement of the shoulder: comparison of findings between the throwing and nonthrowing shoulders of college baseball players. Arthroscopy. 1999;15:253–8.

[53] Mihata T, McGarry MH, Kinoshita M, Lee TQ. Excessive glenohumeral horizontal abduction as occurs during the late cocking phase of the throwing motion can be critical for internal impingement. Am J Sports Med. 2010;38:369–74.

[54] Mihata T, Gates J, McGarry MH, Neo M, Lee TQ. Effect of posterior shoulder tightness on internal impingement in a cadaveric model of throwing. Knee Surg Sports Traumatol Arthrosc. 2015;23:548–54.

[55] Glousman R, Jobe F, Tibone J, Moynes D, Antonelli D, Perry J. Dynamic electromyographic analysis of the throwing shoulder with glenohumeral instability. J Bone Joint Surg Am. 1988;70:220–6.

[56] Mihata T, Gates J, McGarry MH, Lee J, Kinoshita M, Lee TQ. Effect of rotator cuff muscle imbalance on forceful internal impingement and peelback of the superior labrum: a cadaveric study. Am J Sports Med. 2009;37:2222–7.

[57] Ludewig PM, Cook TM. Translations of the humerus in persons with shoulder impingement symptoms. J Orthop Sports Phys Ther. 2002;32:248–59.

[58] Muraki T, Yamamoto N, Zhao KD, Sperling JW, Steinmann SP, Cofield RH, An KN. Effect of posteroinferior capsule tightness on contact pressure and area beneath the coracoacromial arch during pitching motion. Am J Sports Med. 2010;38:600–7.

[59] Pradhan RL, Itoi E, Hatakeyama Y, Urayama M, Sato K. Superior labral strain during the throwing motion. A cadaveric study. Am J Sports Med. 2001;29:488–92.

[60] Kuhn JE, Lindholm SR, Huston LJ, Soslowsky LJ, Blasier RB. Failure of the biceps superior labral complex: a cadaveric biomechanical investigation comparing the late cocking and early deceleration positions of throwing. Arthroscopy. 2003;19:373–9.

[61] Mihata T, Takeda A, Kawakami T, Itami Y, Watanabe C, Doi M, Neo M. Isolated glenohumeral range of motion, excluding side-to-side difference in humeral retroversion, in asymptomatic high-school baseball players. Knee Surg Sports Traumatol Arthrosc. 2014;24(6):1911–7.

[62] Burkhart SS, Morgan CD, Kibler WB. The disabled throwing shoulder: spectrum of pathology part III: the SICK scapula, scapular dyskinesis, the kinetic chain, and rehabilitation. Arthroscopy. 2003;19:641–61.

[63] Kibler WB. The role of the scapula in athletic shoulder function. Am J Sports Med. 1998;26:325–37.

[64] Paine RM, Voight M. The role of the scapula. J Orthop Sports Phys Ther. 1993;18:386–91.

[65] Warner JJ, Micheli LJ, Arslanian LE, Kennedy J, Kennedy R. Scapulothoracic motion in normal shoulders

and shoulders with glenohumeral instability and impingement syndrome. A study using Moire topographic analysis. Clin Orthop Relat Res. 1992;285:191–9.

[66] Jobe FW, Kvitne RS, Giangarra CE. Shoulder pain in the overhand or throwing athlete. The relationship of anterior instability and rotator cuff impingement. Orthop Rev. 1989;18:963–75.

[67] Jobe FW, Pink M. Classification and treatment of shoulder dysfunction in the overhead athlete. J Orthop Sports Phys Ther. 1993;18:427–32.

[68] Kvitne RS, Jobe FW, Jobe CM. Shoulder instability in the overhand or throwing athlete. Clin Sports Med. 1995;14:917–35.

[69] Cain EL Jr, Dugas JR, Wolf RS, Andrews JR. Elbow injuries in throwing athletes: a current concepts review. Am J Sports Med. 2003;31(4):621–35.

[70] Kelly BT, Kadrmas WR, Speer KP. The manual muscle examination for rotator cuff strength. An electromyographic investigation. Am J Sports Med. 1996;24:581–8.

[71] Daniels L, Worthingham C. Muscle testing. Philadelphia: WB Saunders; 1980. p. 118–20.

[72] Gerber C, Krushell RJ. Isolated rupture of the tendon of the subscapularis muscle. Clinical features in 16 cases. J Bone Joint Surg Br. 1991;73:389– 94.

[73] Bigliani LU, Codd TP, Connor PM, Levine WN, Littlefield MA, Hershon SJ. Shoulder motion and laxity in the professional baseball player. Am J Sports Med. 1997;25:609–13.

[74] Crockett HC, Gross LB, Wilk KE, Schwartz ML, Reed J, O'Mara J, Reilly MT, Dugas JR, Meister K, Lyman S, Andrews JR. Osseous adaptation and range of motion at the glenohumeral joint in professional baseball pitchers. Am J Sports Med. 2002;30:20–6.

[75] Myers JB, Laudner KG, Pasquale MR, Bradley JP, Lephart SM. Glenohumeral range of motion deficits and posterior shoulder tightness in throwers with pathologic internal impingement. Am J Sports Med. 2006;34:385–91.

[76] Ticker JB, Beim GM, Warner JJ. Recognition and treatment of refractory posterior capsular contracture of the shoulder. Arthroscopy. 2000;16:27–34.

[77] Kibler WB, Kuhn JE, Wilk K, Sciascia A, Moore S, Laudner K, Ellenbecker T, Thigpen C, Uhl T. The disabled throwing shoulder: spectrum of pathology-10-year update. Arthroscopy. 2013;29:141–161.e26.

[78] Osbahr DC, Cannon DL, Speer KP. Retroversion of the humerus in the throwing shoulder of college baseball pitchers. Am J Sports Med. 2002;30:347–53.

[79] Reagan KM, Meister K, Horodyski MB, Werner DW, Carruthers C, Wilk K. Humeral retroversion and its relationship to glenohumeral rotation in the shoulder of college baseball players. Am J Sports Med. 2002;30:354– 60.

[80] Edwards SL, Lee JA, Bell JE, Packer JD, Ahmad CS, Levine WN, Bigliani LU, Blaine TA. Nonoperative treatment of superior labrum anterior posterior tears: improvements in pain, function, and quality of life. Am J Sports Med. 2010;38:1456–61.

[81] Cohen SB, Sheridan S, Ciccotti MG. Return to sports for professional baseball players after surgery of the shoulder or elbow. Sports Health. 2011;3:105–11.

[82] Field LD, Savoie FH. Arthroscopic suture repair of superior labral detachment lesions of the shoulder. Am J Sports Med. 1993;21:783–90.

[83] Morgan CD, Burkhart SS, Palmeri M, Gillespie M. Type II SLAP lesions: three subtypes and their relationships to superior instability and rotator cuff tears. Arthroscopy. 1998;14:553–65.

[84] Neri BR, ElAttrache NS, Owsley KC, Mohr K, Yocum LA. Outcome of type II superior labral anterior posterior repairs in elite overhead athletes: Effect of concomitant partial-thickness rotator cuff tears. Am J Sports Med. 2011;39:114–20.

[85] Pagnani MJ, Speer KP, Altchek DW, Warren RF, Dines DM. Arthroscopic fixation of superior labral lesions using a biodegradable implant: a preliminary report. Arthroscopy. 1995;11:194–8.

[86] Rhee YG, Lee DH, Lim CT. Unstable isolated SLAP lesion: clinical presentation and outcome of arthroscopic fixation. Arthroscopy. 2005;21:1099.

[87] Yoneda M, Hirooka A, Saito S, Yamamoto T, Ochi T, Shino K. Arthroscopic stapling for detached superior glenoid labrum. J Bone Joint Surg Br. 1991;73:746–50.

[88] Namdari S, Baldwin K, Ahn A, Huffman GR, Sennett BJ. Performance after rotator cuff tear and operative treatment: a case-control study of major league baseball pitchers. J Athl Train. 2011;46:296–302.

[89] Tibone JE, Elrod B, Jobe FW, Kerlan RK, Carter VS, Shields CL, Lombardo SJ, Yocum L. Surgical treatment of tears of the rotator cuff in athletes. J Bone Joint Surg Am. 1986;68:887–91.

[90] Ide J, Maeda S, Takagi K. Arthroscopic transtendon repair of partialthickness articular-side tears of the rotator cuff: anatomical and clinical study. Am J Sports Med. 2005;33:1672–9.

[91] Reynolds SB, Dugas JR, Cain EL, McMichael CS, Andrews JR. Debridement of small partial-thickness rotator cuff tears in elite overhead throwers. Clin Orthop Relat Res. 2008;466:614–21.

[92] Budoff JE, Rodin D, Ochiai D, Nirschl RP. Arthroscopic rotator cuff debridement without decompression for the treatment of tendinosis. Arthroscopy. 2005;21:1081–9.

[93] Cordasco FA, Backer M, Craig EV, Klein D, Warren RF. The partialthickness rotator cuff tear: is acromioplasty without repair sufficient? Am J Sports Med. 2002;30:257–60.

[94] Liem D, Alci S, Dedy N, Steinbeck J, Marquardt B, Mollenhoff G. Clinical and structural results of partial supraspinatus tears treated by subacromial decompression without repair. Knee Surg Sports Traumatol Arthrosc. 2008;16:967–72.

[95] Park JY, Yoo MJ, Kim MH. Comparison of surgical outcome between bursal and articular partial thickness rotator cuff tears. Orthopedics. 2003;26:387–90.

[96] Snyder SJ, Pachelli AF, Del Pizzo W, Friedman MJ, Ferkel RD, Pattee G. Partial thickness rotator cuff tears: results of arthroscopic treatment. Arthroscopy. 1991;7:1–7.

[97] Castagna A, Delle Rose G, Conti M, Snyder SJ, Borroni M, Garofalo R. Predictive factors of subtle residual shoulder symptoms after transtendinous arthroscopic cuff repair: a clinical study. Am J Sports Med. 2009;37:103–8.

[98] Franceschi F, Papalia R, Del Buono A, Vasta S, Costa V, Maffulli N, Denaro V. Articular-sided rotator cuff tears: which is the best repair? A three-year prospective randomised controlled trial. Int Orthop. 2013;37:1487–93.

[99] Lo IK, Burkhart SS. Transtendon arthroscopic repair of partialthickness, articular surface tears of the rotator cuff. Arthroscopy. 2004;20:214–20.

[100] Shin SJ. A comparison of 2 repair techniques for partial-thickness articular- sided rotator cuff tears. Arthroscopy. 2012;28:25–33.

[101] Spencer EE. Partial-thickness articular surface rotator cuff tears: an allinside repair technique. Clin Orthop Relat Res. 2010;468:1514–20.

[102] Waibl B, Buess E. Partial-thickness articular surface supraspinatus tears: a new transtendon suture technique. Arthroscopy. 2005;21:376– 81.

[103] Deutsch A. Arthroscopic repair of partial-thickness tears of the rotator cuff. J Shoulder Elb Surg. 2007;16:193–201.

[104] Kamath G, Galatz LM, Keener JD, Teefey S, Middleton W, Yamaguchi K. Tendon integrity and functional outcome after arthroscopic repair of high-grade partial-thickness supraspinatus tears. J Bone Joint Surg Am. 2009;91:1055–62.

[105] Porat S, Nottage WM, Fouse MN. Repair of partial thickness rotator cuff tears: a retrospective review with minimum two-year follow-up. J Shoulder Elb Surg. 2008;17:729–31.

第3章 对抗性运动员的肩部损伤
Shoulder Injuries in Contact Athletes

Sungjoon Lim　Lennard Funk　**著**
徐红伟　陆佳陵　**译**

一、概述

对抗性运动在文献中一直是一个模糊的概念，没有一个被普遍接受的定义。Rice[1] 将其分为接触性运动和碰撞性运动以估计损伤的相对风险。在碰撞性运动中，运动员会故意碰撞对方运动员或无生命物体，且通常用很大的力量，如橄榄球、美式橄榄球和冰球。而接触性运动指的是运动员之间以较小的力量进行接触，如篮球和足球。虽然这些术语在文献中被作为同义词使用，但碰撞性运动往往意味着更大的伤害风险。

这些运动的特质使它们容易导致频繁的肌肉骨骼损伤。来自橄榄球和美式橄榄球的研究表明，肩关节是最常见的受伤部位之一，它会导致严重的职业生涯损失。而肩锁关节损伤是最常见的肩关节损伤，占对抗性运动损伤的 32% ～ 41%，其次是肩关节不稳和肩袖损伤 [2, 3]。在这些损伤中，肩关节脱位和肩关节不稳是职业生涯损失的主要原因。Headey 等 [2] 报道，职业橄榄球联盟中最严重的肩伤类型是肩关节脱位和肩关节不稳（平均缺席 81 天）。治疗此类患者时需要认识到，其他不太常见的损伤也可能是造成肩部不适的原因。肩胛周围骨折（肩胛骨、锁骨、肱骨近端骨折）、肱二头肌长头腱损伤、肩关节上盂唇损伤也是不应忽视的诊断。

治疗的目标是让运动员在疾病复发可能性最小的情况下，安全回到比赛状态，并尽可能减少职业生涯的损失。因此，需要根据受伤的性质来制定不同的治疗方案，以便为受伤的运动员做出最好的治疗决策。

本章将讨论一些对抗性运动中最常见的损伤。然后，我们将分别讨论肩锁关节损伤、肩关节不稳及肩袖损伤的病因、评估和治疗策略。

二、病因

在对抗性运动员中，肩关节损伤可能来自直接撞击或间接传导。大部分肩关节损伤发生在阻挡动作中（占所有肩关节损伤的 65%）。视频分析研究有助于理解这些运动损伤的常见机制，从而预测肩关节损伤的机制。在对 24 名优秀橄榄球运动员的视频分析研究中，Crichton 等 [4] 确定了三种不同的受伤机制（图 3-1）：一是"抢分手"，其特点是为了尝试得分而过度伸展肩关节；二是"拦截手"，在拦截对手时，球员将手臂从背后剧烈外展；三是"直接撞击"，即当肩关节处于中立或轻微内收状态时，肩关节侧面受到直接撞击。肩关节后方不稳定可由"阻挡伤"引起，这在美式橄榄球中很常见，当球员将手臂弯曲 90° 并内旋时，会产生阻挡反作用力 [5, 6]。医生应该知道，复杂的损伤可能发生在单一的创伤事件之后。Tisch 等 [7] 报道了 18.2%（77 例患者中的 14 例）的肩锁关节损伤伴随着需要额外手术干预的关节内损伤。

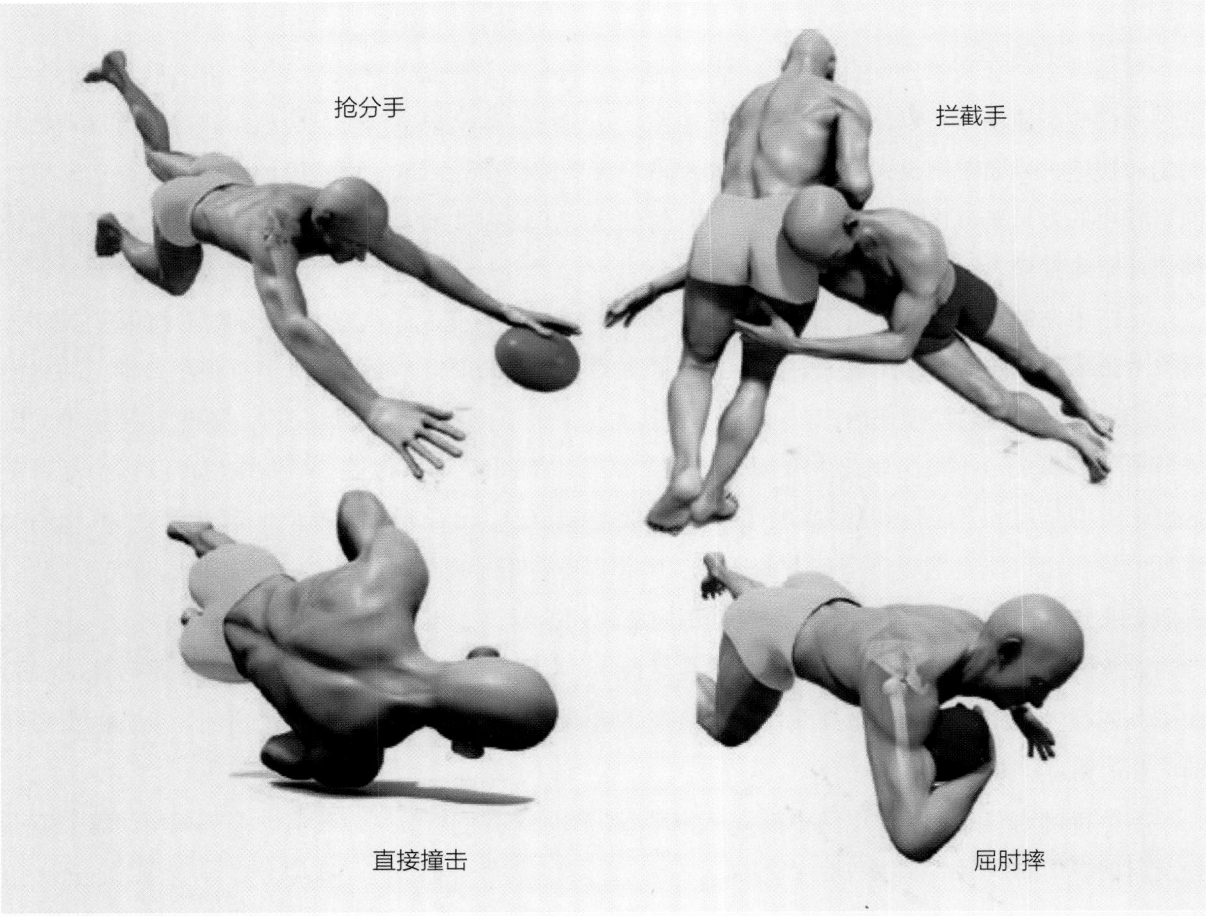

抢分手

拦截手

直接撞击

屈肘摔

▲ 图 3-1　橄榄球运动中肩关节损伤的常见机制
由 Lennard Funk 提供，引自 http://www.shoulderdoc.co.uk

三、临床评估

（一）病史及主诉

详细的病史询问和体格检查是做出正确诊断的必要条件。首先需要获得基础信息，包括患者的年龄、优势臂、运动类型和运动姿势。询问患者或家属既往的肩部损伤或治疗史、既往关节脱位病史，已知的结缔组织疾病的存在也很重要。

受伤机制需要详细询问。肩关节脱位的运动员可能会有特定的创伤性关节不稳病史或不完全脱位病史。撞击或碰撞的程度、手臂在创伤时的位置、肩关节如何复位（手法复位还是自动复位）都很重要。肩关节后方不稳的患者主要表现为疼痛和无力，而不是明显的不稳定表现。然而，最近的一项大型流行病学研究表明，54% 的患者以半脱位或关节不稳为主要症状。对于那些主诉反复出现关节不稳的患者，应该询问发作的次数和频率。损伤是否影响他们的日常生活活动和运动是评判是否需要手术治疗的重要因素。

（二）体格检查

体格检查从视诊开始。双肩均需要暴露，以便了解是否存在畸形或肌肉萎缩。必须进行肩关节主动和被动的运动测试，并与另一侧进行比较。触诊肩关节时要特别注意肩锁关节、肱二头肌肌间沟及肩袖。肩袖每一块肌肉的力量也必须进行评估。评估神经肌肉状态至关重要，尤其要注意腋神经（三角肌功能和"徽章样"感觉异常）。此外，全身性韧带松弛与肩关节不稳有关，可以用 Beighton 评分确定全身韧带松弛程度[10]。特殊体格检查包括 Gagey 试验、凹陷征、恐惧试验、再复位试验，可以使医生明确肩关节不稳的类别（图 3-2）。

四、影像学

常规的影像学检查包括肩关节的前后位片（AP）、腋窝侧位片和肩胛骨 Y 位片。肩锁关节可以用球管头侧倾斜 15° 的角度来拍片观察，称为 Zanca 位。腋窝位通常可显示肱骨头的 Hill-Sachs 病变，也能显示肩胛盂前侧关节面的骨缺损。Stryker 切迹位片也有助于发现肱骨头骨缺损（Hill-Sachs 病变）。

更先进的影像学检查有助于确定病变的解剖部位和规划手术方式。磁共振成像（MRI）结合关节造影是一种极其有用的评估软组织损伤的方法。经典 Bankart 损伤（图 3-3）、反 Bankart 损伤（图 3-4）、盂肱韧带（HAGL）撕脱伤（图 3-5）也可以通过这种方法来评估。肱骨头后外侧骨挫伤或缺损（Hill-Sachs 病变）及肌腱挫伤甚至肌腱全层撕裂都可以清晰地看到。

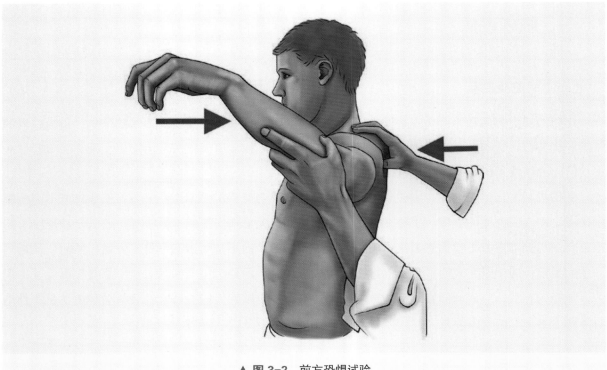

▲ 图 3-2　前方恐惧试验

由 Lennard Funk 提供，引自 http://www. shoulderdoc.co.uk

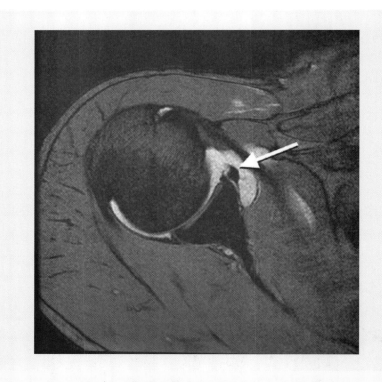

▲ 图 3-3　**Bankart 损伤在 MRI 中的表现（白箭）**

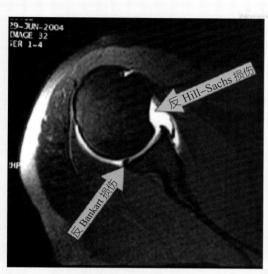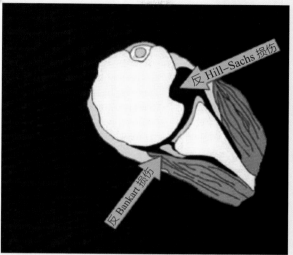

▲ 图 3-4　反 Bankart 损伤及反 Hill-Sachs 损伤在 MRI 中的表现

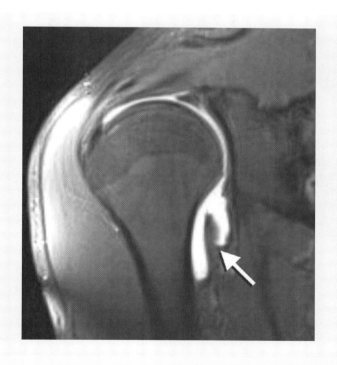

▲ 图 3-5　盂肱韧带撕脱（HAGL）在冠状面 MRI 中的表现（白箭）

　　计算机断层扫描（CT）是发现骨损伤最佳的方法，锁骨、肩胛骨和肱骨近端骨折由此可以得到更好的评估。三维 CT 重建肩胛盂对测量肩胛盂骨缺损十分有用。近期研究表明，如果处理不当，肩胛盂骨缺损是软组织手术失败的一个原因。

五、治疗

（一）肩锁关节损伤

肩锁关节是一个微动关节，由肩锁韧带（AC）和喙锁韧带（CC）稳定。肩锁韧带，特别是上方和后方部分韧带，在水平面提供稳定性，而喙锁韧带在垂直面提供稳定性。肩锁关节损伤通常使用洛克伍德（Rockwood）分类[11]。Ⅰ型损伤是单纯的肩锁韧带扭伤；Ⅱ型损伤是肩锁韧带撕裂和喙锁韧带扭伤；Ⅲ～Ⅵ型损伤为不同程度的肩锁韧带撕裂和喙锁韧带撕裂，肩锁关节脱位后锁骨的移位程度也不相同（图 3-6）。

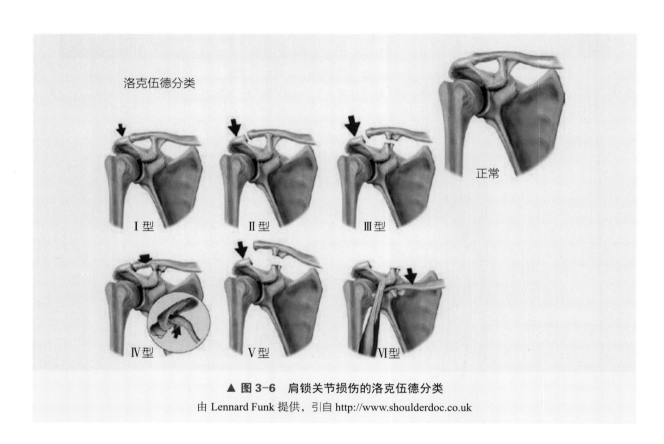

▲ 图 3-6　肩锁关节损伤的洛克伍德分类
由 Lennard Funk 提供，引自 http://www.shoulderdoc.co.uk

肩锁关节损伤的传统治疗是基于洛克伍德分类，但并没有明确证据支持这一点。一般来说，Ⅰ型和Ⅱ型损伤采取非手术治疗，包括短时间的固定、镇痛、冷敷治疗和物理治疗。重返赛场时机取决于运动员在实施特定的活动时的舒适度和活动度。Ⅲ型损伤的处理目前仍存在争议。Ⅲ型、Ⅳ型和Ⅴ型损伤可以像Ⅰ型和Ⅱ型损伤一样采用非手术治疗。但是如果运动员不能忍受保守治疗或康复训练，那么就需要采取手术治疗。手术时机选择应考虑赛季进程和具体的运动方式的需求。以往的研究表明，竞技运动员的肩锁关节损伤多为低级别（Ⅰ型和Ⅱ型），仅仅一小部分（1.7%～2.4%）需要手术治疗[12, 13]。

肩锁关节损伤的手术治疗方式有很多。但是很少有研究关于对抗性运动员肩锁关节损伤的外科治疗。Marcheggiani Muccioli[14] 等报道了对抗性运动员采取 LARS 韧带重建肩锁关节的疗效。在重建术后，运动员能够在平均 4 个月时完全恢复对抗性运动。低级别损伤（Ⅰ 型或 Ⅱ 型）的运动员可能会发展为创伤性肩锁关节炎，可以采取锁骨远端切除术来处理[15]。

（二）肩袖损伤

对抗性运动员的肩袖损伤可以分为肩袖挫伤和肩袖全层撕裂。一项关于北美职业橄榄球队肩袖挫伤的研究发现，肩袖挫伤占所有肩部损伤的近一半（47%），平均每个赛季发生约 5.5 次肩袖挫伤。

肩袖全层撕裂的主要损伤机制是创伤，通常与肩关节脱位或半脱位有关[16, 17]。Tambe[18] 等报道了关节镜下肩袖全层撕裂修复术在职业橄榄球运动员中的应用。他们发现，大约一半的患者伴有盂唇损伤或骨性 Bankart 损伤（图 3-7）。

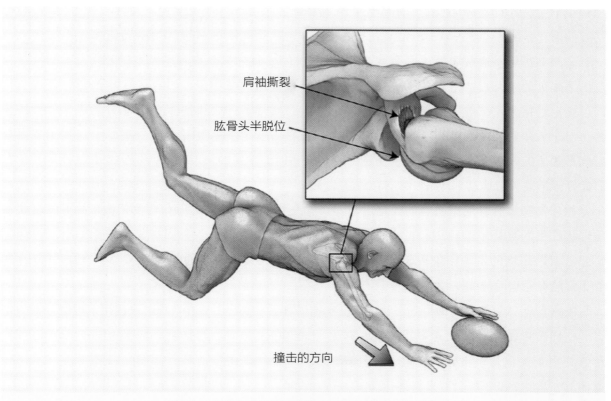

肩袖撕裂

肱骨头半脱位

撞击的方向

▲ 图 3-7　抢分过程中发生的肩关节半脱位和肩袖撕裂
由 Lennard Funk 提供，引自 http://www.shoulderdoc.co.uk

肩袖损伤的处理取决于损伤的严重程度。肩袖挫伤和部分撕裂可采取非手术治疗，包括镇痛和肩袖强化。对于有持续性滑囊炎和疼痛的运动员，可以考虑肩峰下皮质类固醇注射治疗。保守治疗无效以及肩袖全层撕裂是手术治疗的指征。关节镜技术的进步使对抗性运动员肩袖撕裂的微创治疗成为可能。坚强的肩袖固定和对肩袖损伤相关病理的了解使运动员能够尽早实施运动康复计划。在 Tambe[18] 等的报道中，约 91.7%（10/11）的优秀橄榄球运动员在实施关节镜下肩袖修复术后，能较早（平均 4.8 个月）恢复到受伤前的水平。

（三）盂肱关节不稳定

盂肱关节不稳是对抗性运动员中常见的而且通常是一种致残的因素。不稳定的方向是决定治疗方案的重要因素。前方不稳占盂肱关节不稳定的大多数，但最近的研究表明，后方不稳患者正在逐渐增加，其中在竞技性运动员中创伤性不稳占 10%～30%。后方不稳常常与前方不稳和肩关节上盂唇撕裂有关 [8, 19]。

如果受伤发生在赛季末或休赛期，选择盂肱关节稳定手术可以减少比赛时间的损失。赛季中期受伤的运动员选择早期手术还是非手术治疗需要考虑到以下因素：运动的类型，竞技水平，运动员在场上的位置，运动员的年龄、病理解剖学（如关节盂骨缺损、肱骨头 Hill-Sachs 损伤），竞争激烈赛季中受伤时的时期，运动员的职业目标，教练组或家庭成员的期望值。骨科医生需要收集所有必要的信息，评估盂肱关节不稳定复发的风险，并为患者和家属提供最佳的治疗方案。

肩关节稳定术通常需要让运动员缺赛 4～6 个月，这通常是在赛季结束的时候。运动员可能会因为强大的动力去打完赛季剩下的比赛，特别是当涉及外部因素（如合同、奖金或个人目标等）时。在这种情况下，选择在赛季期间进行非手术治疗，而在休赛期进行手术治疗是一个可行的选择。对于希望通过非手术治疗重返赛场的受伤运动员，可以采用加速康复方案 [20, 21]。肩关节固定时间最短（0～7 天），甚至可以从受伤后第一天在能够忍受的情况下即开始实施康复计划。首先开始轻柔的肩关节运动和冷敷疗法，以缓解肩关节不适。一旦肩关节能够正常运动而无不适，就可以开始肩袖和肩胛骨周围肌肉的强化运动。当肩关节的运动度和力量与对侧相仿，就可以启动专项训练。当下列所有的标准符合 [22] 时，就可以考虑佩戴限制性支具重回赛场：①很少或没有疼痛；②患者对稳定性的主观印象；③接近正常的活动度；④接近正常的力量；⑤正常的肩关节功能；⑥正常的专业运动技能。

Buss 等 [23] 对 30 名赛季中受伤的运动员实施了非手术治疗，并在适当时候使用了限制运动的支具。他们研究表明，在 30 名运动员中，有 27 名能够重返赛场，参加剩余赛季的部分或全部比赛，尽管其中 41% 的运动员再次发生了肩关节不稳。然而，据 Bottoni 等 [24] 报道，采取非手术治疗的运动员，盂肱关节不稳的复发率高达 75%。

非手术治疗失败的患者，或存在非手术治疗失败高风险因素（如关节盂骨缺损、咬合的 Hill-Sachs 损伤）的患者，均需要早期手术治疗。关于最佳的手术治疗方案一直存在争议。在历史上，开放性 Bankart 修复合并关节囊紧缩被认为是盂肱关节稳定术的金标准。然而，随着新型植入物的发展和手术技术的进步，关节镜下盂肱关节稳定术比开放性关节稳定术更受欢迎 [25, 26]。

近年来，关节镜下关节稳定术失败的危险因素已明确。Burkhart 和 De Beer[27] 报道在关节盂骨缺损和 Hill-Sachs 损伤患者中实施关节镜下 Bankart 修复术后盂肱关节不稳的复发率要比其他患者高得多。他们发现，合并这些病变的患者术后有 67% 的复发率，而没有这些病变的患者术后只有 4% 的复发率。随后的研究表明，即使对抗性运动员存在少量的关节盂骨缺损，也会导致对抗性运动员反复出现肩关节不稳，对这些患者，采用骨性手术可能是更好的选择 [28-30]。

最常用的骨性手术是 Latarjet，即将喙突转移到前下关节盂。生物力学研究证实了 Latarjet 手术的稳定机制：骨移植作用、悬吊带作用和关节囊修复作用。这些手术是非解剖性手术，而且存在一些并发症，文献报道并发症发生率从 5% ～ 30% 不等 [32-35]。

肩关节前方不稳的患者常伴随有肱骨头病变。Burkhart 和 DeBeer[27] 报道，一些 Hill-Sachs 病变在外展和外旋位置与前盂缘咬合，从而导致在关节镜术后较高的复发率。Yamamoto 等 [36] 提出了肩胛盂轨迹的概念，即在整个运动范围内肱骨头关节面和肩胛盂之间的接触区。肩胛盂轨迹可以用来评估术后发生咬合的风险，从而指导临床决策。如果 Hill-Sachs 病变在肩胛盂运动轨迹内（on-track），则没有咬合的危险。如果 Hill-Sachs 病变向内侧延伸至肩胛盂轨道外（off-track），则在活动过程中发生咬合的风险很高。如果关节盂咬合情况发生明显，则必须处理 Hill-Sachs 病变或脱轨病变。治疗肱骨头较大缺损的方法包括肱骨头同种异体骨软骨移植术和冈下肌软组织填塞术（Remplissage）。

下面描述了赛季中的创伤性肩关节前方不稳的处理（图 3-8）。

六、结论

肩部损伤在年轻的对抗性运动员中很常见。肩锁关节损伤、肩袖损伤和盂肱关节不稳更为常见，但主治医师应了解这类运动员损伤的多样性和复杂性。获得相关的病史和系统的体格检查是诊断的必要条件。单纯 X 线平片和先进的影像学检查可以帮助明确患者的病情和决定最佳的治疗方案。大多数肩锁关节损伤可以通过非手术治疗获得痊愈。肩袖挫伤和部分撕裂也可作为保守治疗的指征之一，在特殊的患者中实施关节镜手术，可使患者恢复更好的运动功能。肩袖全层撕裂一般需要早期手术修复。肩袖撕裂通常与合并有其他损伤，尤其是盂唇撕裂。在治疗一位赛季中发生肩关节不稳的运动员时，需要考虑以下几个因素：如果符合一定的标准，希望参加赛季剩余比赛的运动员可以通过快速康复来处理，在几周内就可以重返赛场。限制性支具有助于在运动中稳定肩关节。有骨缺损、反复肩关节不稳和赛季末受伤的运动员是肩关节稳定术的最佳适应证。关节盂骨缺损由于较高的术后复发率，一般需要骨性结构重建手术。

问　答

1. 问：接触性运动和碰撞性运动的区别是什么？这种区别在肩部运动损伤的研究中重要吗？

答：碰撞性运动包括故意与对手碰撞，如美式橄榄球和橄榄球。接触性运动包括与对手无意的接触，如篮球和足球。

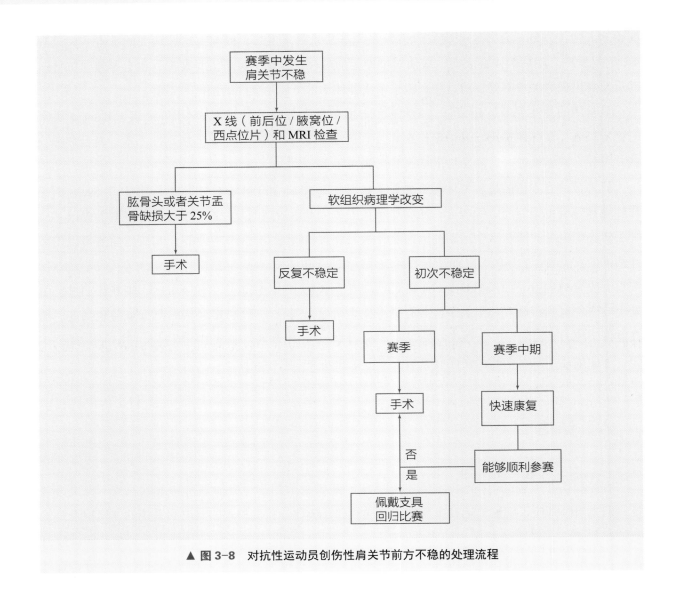

▲ 图 3-8　对抗性运动员创伤性肩关节前方不稳的处理流程

2. 问：最常见的对抗性运动肩伤是什么？伴随的问题有多频繁？

答：最常见的损伤是肩锁关节损伤、盂唇损伤和肩袖损伤。伴随的损伤很常见，20% 的肩锁关节损伤常伴有盂唇损伤或肩袖撕裂。在碰撞 / 接触性运动员中，肩袖撕裂通常与肩关节半脱位或肩关节脱位有关。

3. 问：肩锁关节的哪些损伤最好通过手术治疗？

答：在赛季中经过短时间康复无法缓解的程度较重的损伤和在赛季末出现的损伤。

4. 问：开放性肩关节稳定术仍是运动员肩关节不稳的金标准吗？

答：它已被关节镜手术取代，但当骨缺损明显时，还是需要骨性重建术。

5. 问："肩胛盂轨迹"概念如何帮助手术决策？

答：肩胛盂轨迹是指肱骨头与肩胛盂在外展外旋位之间的接触区域。如果是由于肩胛盂骨缺损和（或）巨大的内侧 Hil-Sachs 损伤导致轨迹减小，那么术后肩关节不稳复发的风险非常高。

参考文献

[1] Rice SG, American Academy of Pediatrics Council on Sports M, Fitness. Medical conditions affecting sports participation. Pediatrics. 2008;121(4):841–8.

[2] Headey J, Brooks JH, Kemp SP. The epidemiology of shoulder injuries in English professional rugby union. Am J Sports Med. 2007;35(9):1537–43.

[3] Kaplan LD, Flanigan DC, Norwig J, Jost P, Bradley J. Prevalence and variance of shoulder injuries in elite collegiate football players. Am J Sports Med. 2005;33(8):1142–6.

[4] Crichton J, Jones DR, Funk L. Mechanisms of traumatic shoulder injury in elite rugby players. Br J Sports Med. 2012;46(7):538–42.

[5] Owens BD, Campbell SE, Cameron KL. Risk factors for posterior shoulder instability in young athletes. Am J Sports Med. 2013;41(11):2645–9.

[6] Provencher MT, LeClere LE, King S, McDonald LS, Frank RM, Mologne TS, et al. Posterior instability of the shoulder: diagnosis and management. Am J Sports Med. 2011;39(4):874–86.

[7] Tischer T, Salzmann GM, El-Azab H, Vogt S, Imhoff AB. Incidence of associated injuries with acute acromioclavicular joint dislocations types III through V. Am J Sports Med. 2009;37(1):136–9.

[8] Lanzi JT Jr, Chandler PJ, Cameron KL, Bader JM, Owens BD. Epidemiology of posterior glenohumeral instability in a young athletic population. Am J Sports Med. 2017;45(14):3315–21.

[9] Cameron KL, Duffey ML, DeBerardino TM, Stoneman PD, Jones CJ, Owens BD. Association of generalized joint hypermobility with a history of glenohumeral joint instability. J Athl Train. 2010;45(3):253–8.

[10] Beighton P, Solomon L, Soskolne CL. Articular mobility in an African population. Ann Rheum Dis. 1973;32(5):413–8.

[11] Nguyen V, Williams G, Rockwood C. Radiography of acromioclavicular dislocation and associated injuries. Crit Rev Diagn Imaging. 1991;32(3):191–228.

[12] Dragoo JL, Braun HJ, Bartlinski SE, Harris AH. Acromioclavicular joint injuries in National Collegiate Athletic Association football: data from the 2004-2005 through 2008-2009 National Collegiate Athletic Association Injury Surveillance System. Am J Sports Med. 2012;40(9):2066–71.

[13] Lynch TS, Saltzman MD, Ghodasra JH, Bilimoria KY, Bowen MK, Nuber GW. Acromioclavicular joint injuries in the National Football League: epidemiology and management. Am J Sports Med. 2013;41(12):2904–8.

[14] Marcheggiani Muccioli GM, Manning C, Wright P, Grassi A, Zaffagnini S, Funk L. Acromioclavicular joint reconstruction with the LARS ligament in professional versus non-professional athletes. Knee Surg Sports Traumatol Arthrosc. 2016;24(6):1961–7.

[15] Mouhsine E, Garofalo R, Crevoisier X, Farron A. Grade I and II acromioclavicular dislocations: results of conservative treatment. J Shoulder Elb Surg. 2003;12(6):599–602.

[16] Cohen SB, Towers JD, Bradley JP. Rotator cuff contusions of the shoulder in professional football players: epidemiology and magnetic resonance imaging findings. Am J Sports Med. 2007;35(3):442–7.

[17] Goldberg JA, Chan KY, Best JP, Bruce WJ, Walsh W, Parry W. Surgical management of large rotator cuff tears combined with instability in elite rugby football players. Br J Sports Med. 2003;37(2):179–81.

[18] Tambe A, Badge R, Funk L. Arthroscopic rotator cuff repair in elite rugby players. Int J Shoulder Surg. 2009;3(1):8–12.

[19] Engelsma Y, Willems WJ. Arthroscopic stabilization of posterior shoulder instability. Knee Surg Sports Traumatol Arthrosc. 2010;18(12):1762–6.

[20] Dickens JF, Owens BD, Cameron KL, Kilcoyne K, Allred CD, Svoboda SJ, et al. Return to play and

recurrent instability after in-season anterior shoulder instability: a prospective multicenter study. Am J Sports Med. 2014;42(12):2842–50.

[21] Owens BD, Dickens JF, Kilcoyne KG, Rue JP. Management of midseason traumatic anterior shoulder instability in athletes. J Am Acad Orthop Surg. 2012;20(8):518–26.

[22] McCarty EC, Ritchie P, Gill HS, McFarland EG. Shoulder instability: return to play. Clin Sports Med. 2004;23(3):335–51.

[23] Buss DD, Lynch GP, Meyer CP, Huber SM, Freehill MQ. Nonoperative management for in-season athletes with anterior shoulder instability. Am J Sports Med. 2004;32(6):1430–3.

[24] Bottoni CR, Wilckens JH, DeBerardino TM, D'Alleyrand JC, Rooney RC, Harpstrite JK, et al. A prospective, randomized evaluation of arthroscopic stabilization versus nonoperative treatment in patients with acute, traumatic, first-time shoulder dislocations. Am J Sports Med. 2002;30(4):576–80.

[25] Kim SH, Ha KI, Kim SH. Bankart repair in traumatic anterior shoulder instability: open versus arthroscopic technique. Arthroscopy. 2002;18(7):755–63.

[26] Potzl W, Witt KA, Hackenberg L, Marquardt B, Steinbeck J. Results of suture anchor repair of anteroinferior shoulder instability: a prospective clinical study of 85 shoulders. J Shoulder Elb Surg. 2003;12(4):322–6.

[27] Burkhart SS, De Beer JF. Traumatic glenohumeral bone defects and their relationship to failure of arthroscopic Bankart repairs: significance of the inverted-pear glenoid and the humeral engaging Hill-Sachs lesion. Arthroscopy. 2000;16(7):677–94.

[28] Piasecki DP, Verma NN, Romeo AA, Levine WN, Bach BR Jr, Provencher MT. Glenoid bone deficiency in recurrent anterior shoulder instability: diagnosis and management. J Am Acad Orthop Surg. 2009;17(8):482–93.

[29] Porcellini G, Campi F, Paladini P. Arthroscopic approach to acute bony Bankart lesion. Arthroscopy. 2002;18(7):764–9.

[30] Shaha JS, Cook JB, Song DJ, Rowles DJ, Bottoni CR, Shaha SH, et al. Redefining "critical" bone loss in shoulder instability: functional outcomes worsen with "subcritical" bone loss. Am J Sports Med. 2015;43(7):1719–25.

[31] Yamamoto N, Muraki T, An KN, Sperling JW, Cofield RH, Itoi E, et al. The stabilizing mechanism of the Latarjet procedure: a cadaveric study. J Bone Joint Surg Am. 2013;95(15):1390–7.

[32] Gartsman GM, Waggenspack WN Jr, O'Connor DP, Elkousy HA, Edwards TB. Immediate and early complications of the open Latarjet procedure: a retrospective review of a large consecutive case series. J Shoulder Elb Surg. 2017;26(1):68–72.

[33] Griesser MJ, Harris JD, McCoy BW, Hussain WM, Jones MH, Bishop JY, et al. Complications and re-operations after Bristow-Latarjet shoulder stabilization: a systematic review. J Shoulder Elb Surg. 2013;22(2):286–92.

[34] Young AA, Maia R, Berhouet J, Walch G. Open Latarjet procedure for management of bone loss in anterior instability of the glenohumeral joint. J Shoulder Elb Surg. 2011;20(2 Suppl):S61–9.

[35] Hovelius L, Sandstrom B, Saebo M. One hundred eighteen Bristow- Latarjet repairs for recurrent anterior dislocation of the shoulder prospectively followed for fifteen years: study II-the evolution of dislocation arthropathy. J Shoulder Elb Surg. 2006;15(3):279–89.

[36] Yamamoto N, Itoi E, Abe H, Minagawa H, Seki N, Shimada Y, et al. Contact between the glenoid and the humeral head in abduction, external rotation, and horizontal extension: a new concept of glenoid track. J Shoulder Elb Surg. 2007;16(5):649–56.

[37] Di Giacomo G, Itoi E, Burkhart SS. Evolving concept of bipolar bone loss and the Hill-Sachs lesion: from "engaging/non-engaging" lesion to "on-track/off-track" lesion. Arthroscopy. 2014;30(1):90–8.

第 4 章　肩胛骨运动功能障碍
Scapular Dyskinesis in Athletes

W. Ben Kibler　Aaron Sciascia　**著**
范国明　陈　刚　**译**

> **学习要点**
>
> ➤ 肩胛骨组成运动链中的关键点，参与上臂过顶运动的部分功能。
> ➤ 肩胛骨运动障碍会导致运动链功能失常，从而降低运动性能。
> ➤ 肩胛骨运动功能障碍会导致或诱发肩关节损伤。
> ➤ 肩部损伤后行临床检查时应对肩胛骨进行功能评估。
> ➤ 除了改善肩胛骨稳定性外，肩胛骨运动障碍的康复治疗还应涉及运动链功能的多个
> 　方面，包括上肢和下肢的力量训练和柔韧性锻炼。

一、概述

一般肩关节的运动解剖结构配合越协调，肩关节的运动竞技性越有效。肩关节运动主要包括了肩胛骨的移动活动和盂肱关节的旋转活动。当两者正确耦合时，肩部的正常功能得以实现。如果这些运动功能出现异常，不管是单独发生还是两者同时出现问题，都可能会导致肩部功能降低，性能下降和（或）增加受伤风险。

肩胛骨绕 3 个平面运动，在 2 个方向平移，形成正常肩肱节律功能 [1-3] 部分。这些运动方式包括围绕垂直于肩胛骨前 / 后轴方向的上旋 / 下旋运动，以肩胛骨内侧边界为轴心，垂直上下轴方向的内 / 外旋运动，以及围绕肩胛冈水平内 / 外侧轴为轴心的前倾 / 后倾运动 [2]。平移活动指的是沿着胸廓上下移动或沿着胸廓轮廓面内外移动。当完成某个动作时，肩胛骨很少只发生单一动作形式。相对于其他原因，如果肩关节某一特定运动功能的控制发生减弱，其运动学功能就容易发生相应改变。如当肩胛骨后倾功能控制减弱时，前倾功能增加，外旋转功能减弱时，内旋功能就会增加，这

种现象可能常见于功能出现改变或发生了外伤[4-8]。研究表明，由于重复运动，上臂过顶类运动员正常肩胛骨静态位置和主动运动发生了改变，他们的肩胛骨后倾角度和向上旋转角度较大[7, 9]。

过顶运动是通过利用和整合身体多个部位的相关肌肉来完成的动作。通过连续激活特定肌肉群来完成特定动态动作的方式，被称为动态链函数[10]。肩胛骨作为运动链的中心环节，在运动过程中起着重要作用。在投掷和发球任务时，肩胛骨作为中枢纽带，分别连接起稳定和发力作用为主的躯干部分和做出灵活而精确活动性的手臂部分，最终施加力量至球体或网拍上。

如果动力链利用得当，身体各部位在完成和表现特定动作时就可以发挥出最理想的作用。网球发球时，特定的顺序动作模式是从下肢近端开始，到上肢远端结束的[11, 12]。如果膝关节屈曲和躯干部旋转充分、核心肌力保持足够的稳定，就可以使发球动作产生最有效的结果，因为这样，肩胛骨能完全收缩，从而充分增加能量的储存和转移[12]。这一动力链模式在棒球的投球运动中也是必需的。肩胛骨位于躯干和上肢之间，为了最大限度地发挥其潜力，同时最大限度地降低受伤风险，人体需要正确地利用上肢之前的动力链部分。为了达到最佳的肩胛骨控制目的，过顶投掷者必须控制好下肢和下腰部以上部分的躯干，前臂旋前，置于前侧的肢体、腿和髋部朝向目标，臀部 / 躯干向目标同步旋转[12]。这时，肩胛骨发生最大程度的回缩，引发肩关节最大程度的水平内收和外旋动作，产生最大的速度。在上述两种场景下，身体大肌群部位充当运动功能的激发者和调节者。如果运动链中某特定节段发生改变，运动性能就会改变，也容易引起身体远端部分的损伤。

喜欢运动的人会产生双侧肩胛骨运动的轻微差异，过顶运动员会发生肩胛骨静态位置的轻微不同[7, 9, 13, 14]。肩胛骨会出现向上旋转增加或减少、内旋增加和（或）前后倾的不同程度变化。最近的证据证实，某些投掷运动员群体在手臂运动时，运动方向是相同的，但姿势上发生了特定形式的代偿[15]。这些发现要求临床上必须进行双侧评估，以发现异常的不对称性，如果观察到的结果有可能引起损伤，那就需要进行相应的治疗。然而，如果结果是损伤引起，那更需要处理，因为一般认为，肩胛骨位置的改变会导致肌肉功能的进一步下降及更进一步的损伤[1, 9, 16-24]。

二、运动员肩胛骨运动障碍

（一）肩胛骨运动障碍的定义

大多数投掷运动员与肩胛骨相关的问题都可以从肩胛骨静态位置和动态运动异常两方面找原因。位置或运动的异常改变，导致动作过度或位置不准，从而引起姿势和动作的异常。这时，在面对投掷或过顶运动的功能要求时，肩部运动学效率就会降低或产生缺陷，从而降低运动质量，增加受伤风险。

肩胛骨动态运动发生异常称为肩胛骨运动障碍（dyskinesis，dys 意为异常、改变，motion 意为运动）[25]。其特征是肩胛骨内侧或下内侧缘突起，手臂抬高时肩胛骨过早抬高或耸肩样改变，手臂放下时肩胛骨迅速向下旋转[6]。最突出的临床表现就是"翼状肩"，手臂抬高或放下时肩胛骨内侧缘不对称突起（图 4-1）。

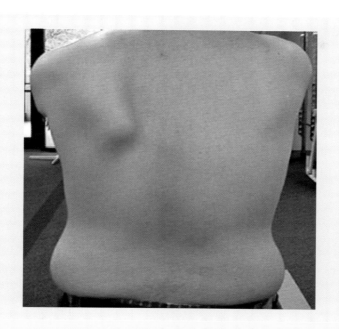

▲ 图 4-1　肩关节运动功能障碍的典型表现

引起肩胛骨翼状突起的临床表现可能有多种原因，如神经性翼状肩、肩胛骨肌群撕裂、肩胛骨骨折以及基于运动链或肌肉抑制原因引起的肩胛骨运动障碍。67%～100% 的肩关节损伤患者存在运动障碍 [26-28]。然而，运动障碍被认为是引起肩关节理想功能模式潜在受损的最主要原因，如果发现肩部症状与运动不良有关，那就需要进行进一步评估。

肩胛骨运动障碍是发生肩关节投掷困难的重要原因之一 [4, 5]。它与盂唇撕裂 [4, 5, 29]、内撞击（部分肩袖损伤和盂唇撕裂的结合）[30, 31] 和肘部损伤 [32] 有关。如果发生肩胛骨运动障碍，就应考虑肩关节存在风险，应在运动活动前按常规进行相应的评估。运动活动后发生肩痛的常见原因是肩关节内旋活动受限（GIRD）或全关节运动范围受限。其原因与关节囊、肌肉群或者骨质发生改变有关 [33]。除了影响肩关节功能外，还会影响到肩胛骨发生运动障碍，当手臂继续向前弯曲、内旋和水平内收时，由于上肢的作用，肩胛骨出现内旋和前倾，肩胛骨回缩活动迟滞，向上翼状突起。由于肩胛骨功能的优化是发生最佳运动效率的关键因素，所以对运动障碍的认识和肩胛回缩能力的恢复应该是预防损伤策略的标准要求。此外，疲劳导致的肩胛骨运动障碍被证明是引起上臂本体感觉障碍的一个重要因素 [34]。肩胛骨位置和（或）运动与损伤之间的确切关系尚不清楚。肩胛骨运动异常或肩胛骨运动障碍可以认为是肩部疼痛状态的非特异性表现，但不能认为是具有明确病因的特殊盂肱关节病变的特异性表现 [25]。那些主诉肩关节出现疼痛的过顶运动员身上，均发现肩胛骨运动障碍和各种肩部软组织病理学情况，与撞击（内撞击和外撞击）[35]、前关节囊松弛 [36]、盂唇损伤 [4, 5] 和肩袖无力 [12] 等表现有一定的关系。需要进一步搞清楚的是，损伤后肩胛骨不对称，无症状过顶运动员为什么也会出现这种情况。目前，还没明确肩胛骨功能障碍是否是过顶运动员肩关节损伤的致病原因和（或）损伤结果，但认为其是肩部损伤的一个典型特征 [37]。

（二）肩胛骨运动障碍的病因

大多数肩胛骨运动障碍是由于上斜方肌、下斜方肌、菱形肌和前锯肌的肌肉耦合激活异常所致。神经源性的原因包括胸长神经或脊髓副神经的损伤，在投掷运动员中相对罕见。比较常见的是因肩关节损伤后疼痛引起激活抑制[38]、肩胛骨稳定肌群之间的力量失衡[39]、肌肉激活疲劳[40]或激活模式发生了改变[17]。事实上，在出现的病例中，前锯肌和下斜方肌表现无力、激活强度较低或激活时间较晚，而上斜方肌则表现出激活增加和激活时间异常[41]。从而导致肩胛骨后倾减少，外旋减少，向上旋转运动减少，上移活动增加[21, 41]。这些结果在撞击[42]、不稳定[28]和盂唇撕裂[4, 5]损伤的投掷者中都已有发现。

运动员发生肩胛骨运动障碍的骨性原因与起支撑稳定功能的锁骨损伤有关，包括骨折畸形愈合（缩短、成角或旋转不良）或不愈合、V型或某些Ⅲ型肩锁关节脱位或曾被切除过多的锁骨远端（大于5mm）。

（三）肩胛骨运动障碍和特定肩部损伤

1. 盂唇损伤

肩胛骨运动障碍与盂唇损伤高度相关[43, 44]。肩胛骨位置不良，内旋活动受限，前倾增加致盂肱关节对位不佳，关节前方韧带张力增加[36]，关节盂上二头肌长头腱/盂唇复合体的"剥离"效应增加[4, 5]，同时引起病理性内撞击[44]。如果盂肱关节内旋活动受限，肩胛骨后方结构就会过紧导致向上翼状翘起，突起增加，上述效应就会放大。对疑有盂唇损伤的肩胛骨运动障碍患者需要设计特定的运动康复方案。在改良的动态盂唇挤压试验[45]中缓解的肩关节疼痛症状通常可以通过手法行肩胛骨收缩来诱发[46]。这提示肩胛骨运动障碍作为病理生理学的一部分，需要通过康复来改善肩胛骨的收缩，包括前方肌群的激活和教育患者进行肩胛骨稳定肌群的力量训练。

撞击：撞击在投掷运动员中比较常见。在此类病例中，撞击常继发其他病理损伤，如不稳定、盂唇损伤或二头肌病变。肩胛骨运动障碍与撞击有关是因为这改变了肩胛骨的静态位置和动态运动方式。肩胛骨运动障碍的特点是肩峰向上旋转消失，肩胛骨过度内旋和前倾[22, 47]。这会造成肩胛骨突起，从而使肩峰下间隙变窄[21]和肩袖力量出现下降[20, 24]。

肩峰撞击及肩胛骨运动障碍的患者，稳定肩胛骨肌群的激活顺序模式和强度会发生改变。据报道，撞击患者上斜方肌活动增加，上斜方肌/下斜方肌活动失衡，导致下斜方肌活动迟于正常，前锯肌活动减少[21-23]。临床上观察到上斜方肌活动增强表现耸肩动作，导致肩胛骨运动模式发生了变化。撞击也因肩峰不能很好抬高引起。肩峰常不能抬高和后倾，下斜方肌的激活受到抑制或延迟，也是引起撞击的原因。撞击患者中，前锯肌激活也会减少，这样上臂抬高时，肩胛骨外旋和抬高不充分，同样诱发撞击。

撞击患者胸小肌长度缩短。肌肉变紧引起静息状态下肩胛骨位置突起，上臂活动时不允许肩胛骨后倾或外旋，也易使患者出现撞击症状。

2. 肩袖损伤

临床上，投掷运动员出现肩关节症状常与肩袖损伤有关，这些症状可因肩胛骨运动障碍而加重。运动障碍时关节盂内旋和前倾增加，上臂外旋时，关节盂后上缘容易发生内撞击，同时肩袖扭转增加，从而会造成投掷者所见的关节面肩袖损伤 [4, 5, 35]。此外，肩胛骨突出的位置也被证明会限制肩袖最大力量的提高。最近，肩袖疾病实验室模型中的研究表明，手术诱导的肩胛骨运动障碍导致细胞形态、基因表达和肌腱特性改变，这些变化与肩袖肌腱病一致 [49]。

3. 肩锁关节损伤

除了美式橄榄球四分卫外，肩锁关节损伤在投掷运动员中很少见，但由于肩锁关节主要连接结构发生离断，其损伤就会造成严重的功能缺陷。肩胛骨运动障碍在程度严重的肩锁关节损伤患者中的比例很高 [26]。锁骨在肩胛骨上起支撑作用，肩锁关节分离越轻，损伤越不严重。但当失去支撑功能时，肩胛骨发生"第三次平移"，使其向锁骨下缘和内侧移动，这种平移也改变了肩肱节律固定的生物力学轴向，还引起肩胛骨过度内旋和突起，并在手臂抬高时不能使肩峰充分动态性抬高。因为锁骨远端过度切除和肩锁关节韧带离断形成的医源性肩锁关节损伤，使得骨性支撑缩短，肩锁关节前后运动过度，肩胛骨过度内旋。肩胛骨牵拉引起的位置突起引起许多与慢性肩锁分离相关的功能障碍，包括撞击和肩袖力学性能下降。不过，Ⅱ度肩锁关节损伤也可能会发生肩胛骨和肩关节功能障碍。这种损伤引起肩锁关节前/后向松弛，而且这还可能与疼痛、咔嚓声、手臂抬高降低和肩部功能下降等症状有关。

如果肩关节运动障碍在临床检查中一旦证实，那么就需要重点注意矫正生物力学异常，而不是仅仅将手臂放在悬吊带中。治疗不仅应包括重建喙锁韧带，还需重建肩锁韧带，彻底恢复肩肱节律的固定轴向机制。

4. 锁骨骨折

如果解剖结构不能完全恢复，锁骨骨折也可能产生肩胛骨运动障碍。运动障碍可能引起某些肩关节功能异常，如上臂抬起时力量下降和运动活动度降低 [50]。骨折不愈合和延迟愈合导致支撑结构缩短，肩胛骨内旋和前倾位置改变。除了长度变化外，锁骨曲率或旋转的变化也会影响肩胛骨的位置或运动。成角骨折导致锁骨功能性缩短和旋转丧失。中段骨折常发生骨折远端部分内旋，上臂抬高时降低了锁骨协同后旋功能及肩胛骨后倾度。运动障碍可能就是锁骨解剖结构发生潜在有害改变后的临床表现，了解这些表现可为这些骨折的手术治疗提供指导。

5. 肩胛肌群撕裂伤

肩胛肌群撕裂伤是一种相对少见且特征性较差的损伤，其诊断常被延迟或漏诊 [51]。病理解剖表现为下斜方肌和菱形肌从肩胛骨内侧缘和突起位置撕离。肩胛骨牵拉翘起，向外移位。病因大多数是急性创伤性拉伸载荷损伤，如安全带限制下的机动车事故，手臂完全伸开时抓、举或提拉重物。在运动员中，它可能发生在摔倒后，或是投掷时的剧烈撕裂。其临床症候群表现非常一致，创伤后早期沿肩胛骨内侧缘出现的局部剧烈疼痛。菱形肌和下斜方肌表现力弱，拉回肩胛骨困难，使上臂在前屈或过头顶位置远离身体的运动受到很大限制。由于下斜方肌活动缺失，上斜方肌活动增加和痉挛，造成偏头痛样头痛。但由于运动障碍常常表现为颈和肩关节的症状，因此常会把治疗重点错误放在颈肩上，有时甚至会手术，但结果并不能解决任何潜在病因。

如果在通过特定的肩胛骨收缩和抑制训练方案后未能改善症状，则用手术的方法进行探查和修复撕裂的肩胛骨肌群肌[52, 53]。手术方法和中期随访结果已被详细描述[51, 54]。

三、对投掷运动员肩胛骨功能的评价

病史是功能评价的重要组成部分。要详细询问既往和现在肩胛骨、锁骨或肩锁关节有没有外伤史、慢性或急性的脊柱症状、近期和以前有没有髋部或下肢外伤史或任何手术史。注意，如果患者接受过针对这些情况的物理治疗，或肩胛骨的物理治疗，需建档记录治疗的确切程度及记录治疗结果。任何姿态训练的治疗，如肩袖早期开链式抗阻训练、耸肩训练和肩部拉伸训练，对肩胛骨运动障碍并没有发现起到有效作用。

肩胛骨检查的目的是确定是否存在运动障碍，手法操作对临床症状的有效性，以及明确引起运动障碍可能的骨骼、关节紊乱或肌肉力量 / 柔韧性原因。

肩胛骨检查要从后方完成。肩胛骨完全暴露于视野之下。检查静息姿态下两侧肩胛骨有无不对称，下内侧或内侧边缘是否明显突出。如果确定下内侧角或上内侧角的骨标志有困难，那么标记上内侧边界和下内侧边界有助于确定位置。

为了用线性或静态测量方法解决评估肩胛骨运动障碍的问题，已经开发了对肩胛骨运动障碍进行分级的视觉动态评估系统[8, 55, 56]。这种系统功能强大兼容性高，能够在三维模式下判断肩胛骨运动。Kibler 等[55] 首次提出这种基于视觉的肩胛骨功能障碍分级评定系统，该系统定义了 3 种不同类型的运动异常和 1 种正常类型。但由于该系统的可靠值太低，无法支持临床应用，因此后来对测试系统进行了改进[8, 56]。

肩胛骨运动障碍测试[56] 是一种基于视觉的肩胛骨运动障碍测试方案，该方案是在患者负重时进行上臂前屈和外展运动，从而观察肩胛骨运动方式。这项测试将肩胛骨运动障碍分为存在类和不存在类，每一类再进行单独分级。在简短的标准化在线培训后，该测试获得了良好的评判间信度（75% ～ 82% 的一致性；加权 kappa=0.48 ～ 0.61）。在一大群过顶运动员中测试后证实全部同时有效，使用该系统显示异常运动的运动员，在使用三维运动跟踪测量时也显示肩胛骨上旋活动减少，锁骨抬高减少，锁骨回缩减少[57]。这些结果证实，如果利用这个系统在视觉上判断肩关节有运动障碍，那么肩胛骨三维运动方式就会有特定的变化，尤其是在屈曲状态时。

Uhl 等另一个动态试验[8] 所使用的标准与肩胛骨运动障碍测试系统所用的标准（摆动或节律紊乱）本质上是一样的，都是将肩胛骨异常运动分为"是"类，正常运动分为"否"类。他们通过研究不同软组织病理学症状患者和无症状患者，发现"是 / 否"试验具有更高等级的评判间可信度（79% 的一致性；kappa=0.41），如果用三维测试时发现的不对称性作为金标准，可以发现特异度和灵敏度会更好[8]。这项研究的一个重要发现是，与无症状受试者（14%）相比，患者（54%）在肩关节屈曲时出现多平面运动障碍的频率更高，而在肩胛平面抬高时，两组之间没有差异。这说明动态评价肩胛骨运动障碍的最佳位置是肩关节前屈位。

肩胛骨辅助试验（SAT）和肩胛骨回缩试验（SRT）都是矫正性操作，可以改善损伤的症状，并可以用其评估肩关节损伤导致的肩胛骨运动障碍在总体障碍中所起到的作用，同时决定康复的处理方式。SAT 有助于评估肩胛骨对撞击和肩袖力学性能的影响，SRT 评估肩袖力学性能和盂唇症状的影响。SAT 检查时，患者抬起手臂，检查者施加轻微的压力可以协助肩胛骨进行上旋和后倾[46]（图 4-2）。

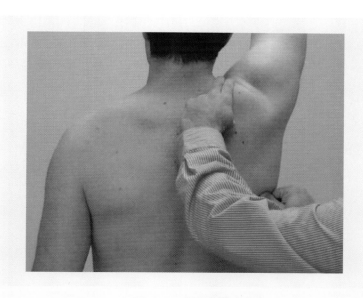

▲ 图 4-2 肩胛骨辅助试验

该测试显示评判间可信度"可接受"[58]。在撞击综合征中，疼痛弧症状减轻，疼痛弧度活动范围增加时，则提示检查结果阳性。肩胛骨回缩试验中，检查者首先按照标准的手法肌力测试程序对冈上肌的力量进行等级评定[46]。接着，检查者用手将肩胛骨放置并稳定在缩回的位置（图 4-3）。当冈上肌力量显示增加或盂唇内撞击损伤症状在缩位时得到缓解，则提示结果阳性[20]。

虽然这些测试没有办法直接诊断肩关节特定疾病，但 SAT 或 SRT 阳性表明肩胛骨运动障碍与肩部症状是直接有关的，并提示需要早期采取肩胛骨康复训练来改善对肩胛骨控制。

以喙突为基础的僵硬可以通过触诊喙突尖部胸小肌和肱二头肌短头止点来评估。肌肉一般会有触痛，即使它们在活动时没有症状，也可以逐步向胸小肌肋骨止点方向继续触诊，可以发现紧张的条索状结构，此时，当肩胛骨以手动方式最大限度地收缩，手臂稍微外展至 40° ～ 50° 时，就会产生疼痛和僵硬的症状。

肩胛骨检查的主要组成部分是近端动力链评估和远端影响到肩胛骨位置和运动的盂肱关节结构

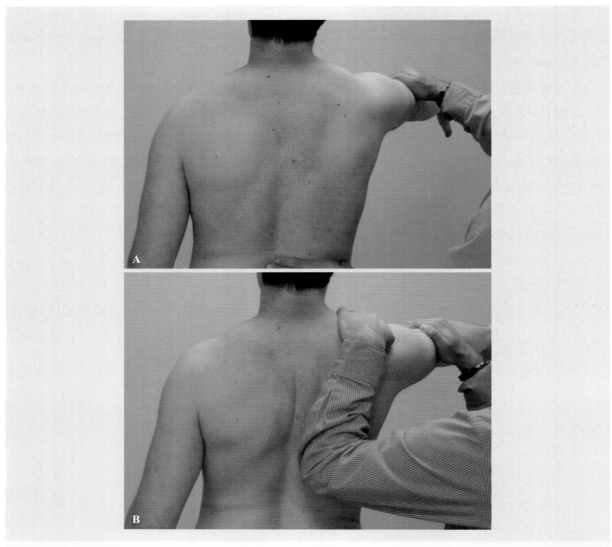

▲ 图 4-3　肩胛骨回缩试验
A. 对冈上肌的力量进行等级评定；B. 检查者用手将肩胛骨放置并稳定在缩回的位置

评估。运动链筛查可以通过单腿稳定性测试系列完成，该系列包括评估静态控制能力的站立平衡测试和评估动态控制能力的单腿下蹲测试[59]。在站立平衡测试中，患者被要求双手放在胸前，单腿站立，不能有其他语言提示。如果不能保持平衡和稳定引起类似 Trendelenburg 阳性的姿势或负重肢体发生内旋或外旋，则表明无法控制姿势，这种现象与近端核心肌无力有关，特别以臀中肌为主[60-62]。单腿下蹲是进一步的渐进式评估。假设与站立平衡测试的起点相同，患者要求在没有其他语言提示的情况下重复进行半蹲并回到站立位置。类似站立平衡试验，可以对运动质量进行评估。Trendelenburg 体态在站立平衡测试中可能不会注意，但在单腿下蹲试验中就可能被发现。患者可能会用手臂来保持平衡，或者采取夸张的弯曲或旋转姿势——"像拧瓶塞样"，以使臀肌或短旋诸肌处于更大的张力，来补偿肌无力。

使用标准的盂肱关节检查技术可以来评估该关节是否有内部紊乱状态以及肩锁关节的不稳定程度。需特别注意检查和评估盂肱关节内旋受限情况和盂唇损伤，这两者都与运动障碍有关。为了获得准确的盂肱关节内旋值，患者仰卧于平坦的水平面上，检查者助手站在运动员身后，对喙突和肱骨头施加后向压力来保证稳定肩胛骨，以确保肩胛骨不会发生移动 [63, 64]。肱骨放在平台上，屈肘 90°，在肩胛骨平面将手臂放在靠垫上。使用标准气泡测角仪进行测量，其中支点放置在肘关节鹰嘴尖部位置，测角仪固定臂垂直于桌子，观察气泡标志位置进行数值记录，移动臂与尺骨茎突相对齐。临床医生将手臂进行内外旋直到"紧张状态"，即除非肩胛骨发生移动或检查者施加旋转压力，否则不会再发生肩关节运动。这种测量应双侧同时进行，并计算两侧的差异。如果双侧肩胛骨内旋角度差异大于 20°，则认为盂肱关节内旋活动受限。

使用改良的动态盂唇挤压（M-DLS）试验评估盂唇损伤时，患者站立位 [45]。患肢肘部弯曲 90°，于肩胛骨平面将肱骨外展至 120° 以上，并向外旋转至紧绷状态，使手臂轻轻引导至最大水平外展。然后保持外旋和水平外展的状态下对肩关节施加挤压的力量，并将上臂从 120° 外展降低到 60° 外展水平（图 4-4）。如果在 120° 和 90° 外展范围内出现疼痛复制和（或）沿着后方关节线上出现有疼痛的咔嗒声或绞索，那么提示结果阳性。

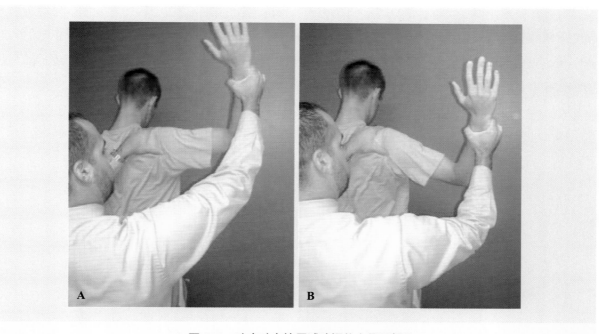

▲ 图 4-4　改良动态挤压试验评价上盂唇损伤
A. 手臂引导至最大水平外展；B. 保持外旋和水平外展的状态下对肩关节施加挤压的力量

值得注意的是，当将手臂置于最大水平外展时，因为压力过大和外展过度，可能导致假阳性结果，有可能在整个运动过程中产生疼痛。本试验具有较高的临床应用价值，灵敏度为 0.72，特异度为 0.98，阳性似然比为 31.57，阴性似然比为 0.2945。

四、肩胛骨专项康复训练

肩胛骨运动障碍的治疗必须先从优化解剖学方面开始。许多病例中，肌肉的解剖结构并没有被破坏，所以康复可以早点开始。然而，如果有神经损伤或肩胛骨稳定肌群分离等局部问题，必须先用神经修复或肌肉转位方式来解决，而骨和组织紊乱问题，如 AC 关节或锁骨损伤、盂唇损伤、肩袖疾病或盂肱不稳，也必须先得到修复。待解剖学结构恢复后，再在此基础上进行康复。以 Ellenbecker 和 Cools 提出的康复方案为基础，设计有效的康复方案[65]。它将肩胛骨康复方案分为柔韧性训练方案和力量训练方案，进一步的力量训练以激活增大力量范围为主。

躯干和臀部的运动链练习从臀部伸展 / 躯干伸展的"理想位置"开始和结束。它们包括躯干 / 髋关节屈曲 / 伸展、旋转和对角线运动[53, 66]。进一步训练包括上下楼梯训练和负重训练。它们可以在术前发现问题时开始，也可以在肩部被保护的同时进行。

需要特别行柔韧性处理的地方主要是喙突（胸肌小头和肱二头肌短头）问题和发生肩部旋转困难的情况。这些部位的紧张状态会增加肩胛骨的突起。可以进行开书样拉伸、喙肱肌拐角拉伸（图 4-5）和肩部体位交叉拉伸（图 4-6）。

肩胛骨周围肌群强化训练应该着重强调肩胛骨所能达到的回缩位置，因为这是发挥肩胛骨最大限度作用的最有效位置。肩胛骨回缩运动可以站立位进行，模拟正常的激活顺序以完成正常的动态链序列。当肩部保护充分时，可以在早期开始康复夹脊训练、躯干伸展 / 肩胛骨收缩训练，因为在这些训练中，肩关节的拉伸负荷或剪切力是最小的。

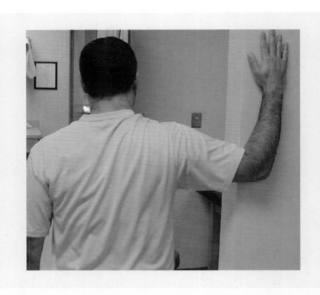

▲ 图 4-5　拐角拉伸
促进肩关节前方软组织结构柔韧性

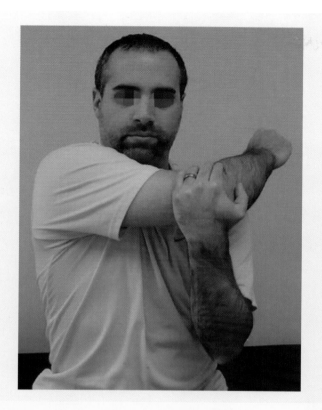

▲ 图 4-6　体位交叉拉伸
促进肩关节后方软组织结构柔韧性

　　某些特殊的练习证明对激活肩胛骨主要的稳定肌群如下斜方肌和前锯肌非常有效，应尽量减少上斜方肌的激活。它们是低拉训练（图 4-7）、下滑训练（等距练习）（图 4-8）、击剑式训练（图 4-9）、割草机式训练（图 4-10）和掠夺训练（图 4-11）。这些统称为肩胛骨稳定性训练系列。

　　一旦肩胛骨控制稳定，肩胛骨 / 肩袖的复合运动，如拳击和甩肩等刺激以稳定肩胛骨上的肩袖训练就要跟进。它们可以在不同的外展和屈曲平面上进行，并利用不同阻力大小或不同阻力类型的器械进行（可以从较轻的弹性阻力带或弹性管开始，逐渐发展到不超过 3～5 磅的自由重量），训练者可以改用运动专用的器械进行。大多数活动，无论是与运动有关的还是正常的日常活动，都发生在横断面上。因此，在整个康复过程中，要利用好横断面，最好在患者站立的情况下完成。因为不能充分利用运动链，所以需要仰卧或俯卧姿势的练习和动作应尽可能进行限制。随着正常的肩肱节律运动恢复，康复方案就需要向其他更多的单平面方向扩展。

　　通过监督方式康复后，力量和稳定训练一旦完成，就应将关注重点集中在三个方向，以确保从控制性康复到更高级功能康复的有效过渡，即下肢肌肉力量和耐力训练、综合性专项运动训练及上肢力量和耐力训练[53]。应首先进行旨在提高下肢肌肉耐力的高重复运动训练。例如，投球是一项需要重复激活多个部位的运动，为获得最理想的成绩，所有涉及的肌肉群需要具备足够的肌肉耐力。这时，应注意关注腓肠肌 / 比目鱼肌、股四头肌、腘绳肌和髋外展肌群的训练。接下来就应进行综

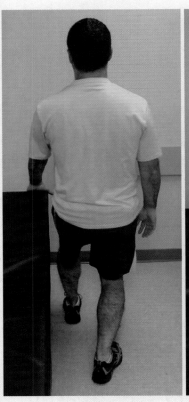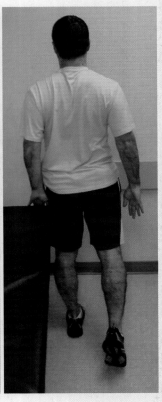

▲ 图 4-7　低拉训练
促进肩胛骨回缩

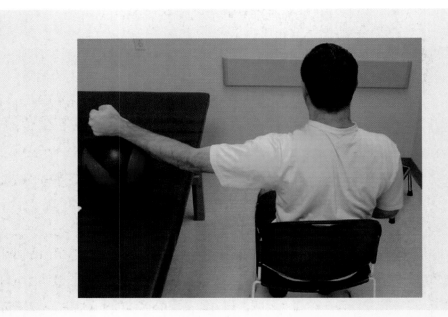

▲ 图 4-8　主动下滑活动
训练多肌肉群收缩，促进肱骨头下压

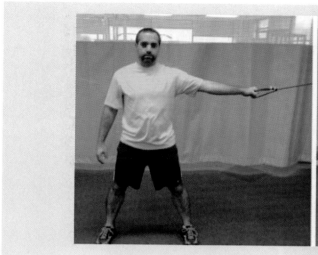
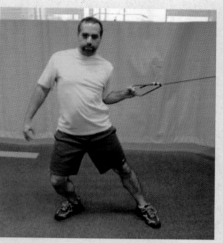

▲ 图 4-9　击剑训练
利用多动态链方式，促进肩胛骨肌群的正确激活

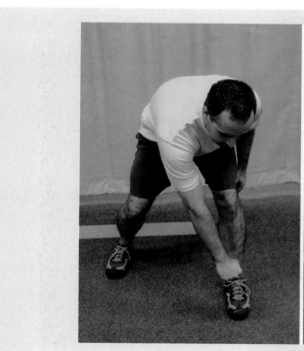
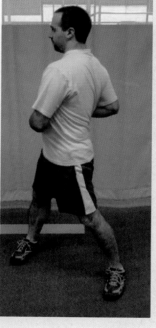

▲ 图 4-10　割草机训练
通过躯干旋转，促进肩胛骨回缩

合性运动专项训练，鼓励利用改善的下肢肌肉力量和耐力，用以促进上肢肌肉的激活。这一步通过单腿同步和横断面运动训练来完成的，这一步有助于改善肢体本体感觉和进行肌肉教育。最后一步，上肢力量和耐力训练，是通过在站立和俯卧位置进行的高重复、长杠杆方式练习来解决的。

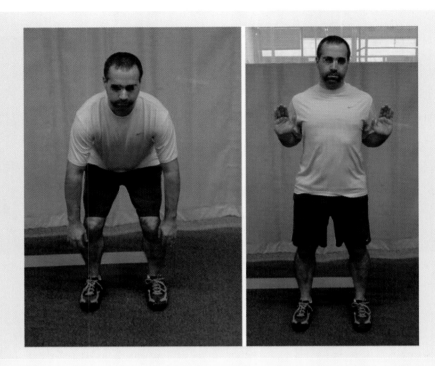

▲ 图 4-11　掠夺训练
通过躯干伸展和上臂短节段杠杆活动辅助，进行肩胛骨回缩及抑制性训练

五、总结

　　肩胛骨在正常肩肱节律和肩关节功能中起着多个关键作用。肩胛骨静态位置和动态运动的改变，统称为肩胛骨运动障碍，常与许多投掷运动员的肩关节损伤有关，包括肩袖损伤、撞击征、盂唇损伤、锁骨和肩锁关节损伤。临床上对肩胛骨运动障碍存在与否的检查，主要依靠对肩胛骨内侧缘突起的观察，其结果具有良好的临床应用价值。如果肩胛骨运动障碍存在，常用动作矫正方法来确定运动障碍是否对肩部症状产生影响。对肌肉运动链、神经、盂肱关节或骨性原因导致运动障碍的进一步研究，有助于指导运动障碍的治疗，这也是作为整个肩关节问题治疗方案的一部分考虑的。肩胛骨在回缩、外旋和后倾位置的控制问题应该是重返运动状态的一个主要损害因素。

问　答

1. 问：肩胛骨正常运动的 3 个平面是什么？
答：向上 / 向下旋转、内 / 外旋转、前 / 后倾斜。

2. 问：最不利于肩胛和肩部正常功能的位置和运动是什么？临床发现是什么？

答：过度突出，内侧缘突出。

3. 问：肩胛骨运动障碍如何影响撞击和肩袖疾病的病理生理？

答：肩峰向上旋转丧失和前倾增加。

4. 问：两种可以提供肩胛骨运动障碍在临床功能障碍中的作用信息的临床检查矫正手法是什么？

答：肩胛辅助试验（SAT）和肩胛回缩试验（SRT）。

5. 问：在肩胛骨运动障碍的康复中，为了最大限度地发挥肩胛骨在功能上的作用，应将重点放在什么位置？

答：肩胛回缩。

参考文献

[1] Kibler WB, Sciascia A, Wilkes T. Scapular dyskinesis and its relation to shoulder injury. J Am Acad Orthop Surg. 2012;20(6):364–72.

[2] Ludewig PM, Phadke V, Braman JP, Hassett DR, Cieminski CJ, LaPrade RF. Motion of the shoulder complex during multiplanar humeral elevation. J Bone Joint Surg. 2009;91A(2):378–89.

[3] McClure PW, Michener LA, Sennett BJ, Karduna AR. Direct 3. dimensional measurement of scapular kinematics during dynamic movements in vivo. J Shoulder Elb Surg. 2001;10:269–77.

[4] Burkhart SS, Morgan CD, Kibler WB. The disabled throwing shoulder: spectrum of pathology part I: pathoanatomy and biomechanics. Arthroscopy. 2003;19(4):404–20.

[5] Kibler WB, Kuhn JE, Wilk KE, Sciascia AD, Moore SD, Laudner KG, et al. The disabled throwing shoulder - spectrum of pathology: 10 year update. Arthroscopy. 2013;29(1):141–61.

[6] Kibler WB, Ludewig PM, McClure PW, Uhl TL, Sciascia AD. Scapula summit 2009. J Orthop Sports Phys Ther. 2009;39(11):A1–A13.

[7] Myers JB, Laudner KG, Pasquale MR, Bradley JP, Lephart SM. Scapular position and orientation in throwing athletes. Am J Sports Med. 2005;33(2):263–71.

[8] Uhl TL, Kibler WB, Gecewich B, Tripp BL. Evaluation of clinical assessment methods for scapular dyskinesis. Arthroscopy. 2009;25(11):1240–8.

[9] Laudner KG, Myers JB, Pasquale MR, Bradley JP, Lephart SM. Scapular dysfunction in throwers with pathologic internal impingement. J Orthop Sports Phys Ther. 2006;36(7):485–94.

[10] Sciascia AD, Thigpen CA, Namdari S, Baldwin K. Kinetic chain abnormalities in the athletic shoulder. Sports Med Arthrosc Rev. 2012;20(1):16– 21.

[11] Kibler WB, Wilkes T, Sciascia A. Mechanics and pathomechanics in the overhead athlete. Clin Sports Med. 2013;32(4):637–51.

[12] Lintner D, Noonan TJ, Kibler WB. Injury patterns and biomechanics of the athlete's shoulder. Clin Sports Med. 2008;27(4):527–52.

[13] Laudner KG, Stanek JM, Meister K. Differences in scapular upward rotation between baseball pitchers and position players. Am J Sports Med. 2007;35:2091–5.

[14] Oyama S, Myers JB, Wassinger CA, Ricci RD, Lephart SM. Asymmetric resting scapular posture in healthy

overhead athletes. J Athl Train. 2008;43(6):565–70.

[15] Seitz AL, Reinold M, Schneider RA, Gill TJ, Thigpen CA. No effect of scapular position on 3-dimensional scapular in the throwing shoulder of healthy professional pitchers. J Sport Rehabil. 2012;21(2):186–93.

[16] Borich MR, Bright JM, Lorello DJ, Cieminski CJ, Buisman T, Ludewig PM. Scapular angular positioning at end range internal rotation in cases of glenohumeral internal rotation deficit. J Orthop Sports Phys Ther. 2006;36:926–34.

[17] Cools AM, Witvrouw EE, DeClercq GA, Danneels LA, Cambier DC. Scapular muscle recruitment pattern: trapezius muscle latency with and without impingement symptoms. Am J Sports Med. 2003;31:542–9.

[18] Cools A, Johansson FR, Cambier DC, Velde AV, Palmans T, Witvrouw EE. Descriptive profile of scapulothoracic position, strength, and flexibility variables in adolescent elite tennis players. Br J Sports Med. 2010;44:678–84.

[19] Ebaugh DD, McClure PW, Karduna AR. Effects of shoulder muscle fatigue caused by repetitive overhead activities on scapulothoracic and glenohumeral kinematics. J Electromyogr Kinesiol. 2006;16:224–35.

[20] Kibler WB, Sciascia AD, Dome DC. Evaluation of apparent and absolute supraspinatus strength in patients with shoulder injury using the scapular retraction test. Am J Sports Med. 2006;34(10):1643–7.

[21] Ludewig PM, Reynolds JF. The association of scapular kinematics and glenohumeral joint pathologies. J Orthop Sports Phys Ther. 2009;39(2):90–104.

[22] Ludewig PM, Cook TM. Alterations in shoulder kinematics and associated muscle activity in people with symptoms of shoulder impingement. Phys Ther. 2000;80(3):276–91.

[23] Smith J, Kotajarvi BR, Padgett DJ, Eischen JJ. Effect of scapular protraction and retraction on isometric shoulder elevation strength. Arch Phys Med Rehabil. 2002;83:367–70.

[24] Tate AR, McClure P, Kareha S, Irwin D. Effect of the scapula reposition test on shoulder impingement symptoms and elevation strength in overhead athletes. J Orthop Sports Phys Ther. 2008;38(1):4–11.

[25] Kibler WB, Sciascia AD. Current concepts: scapular dyskinesis. Br J Sports Med. 2010;44(5):300–5.

[26] Gumina S, Carbone S, Postacchini F. Scapular dyskinesis and SICK scapula syndrome in patients with chronic type III acromioclavicular dislocation. Arthroscopy. 2009;25(1):40–5.

[27] Paletta GA, Warner JJP, Warren RF, Deutsch A, Altchek DW. Shoulder kinematics with two-plane x-ray evaluation in patients with anterior instability or rotator cuff tears. J Shoulder Elb Surg. 1997;6:516–27.

[28] Warner JJP, Micheli LJ, Arslanian LE, Kennedy J, Kennedy R. Scapulothoracic motion in normal shoulders and shoulders with glenohumeral instability and impingement syndrome. Clin Orthop Relat Res. 1992;285(191):199.

[29] Burkhart SS, Morgan CD, Kibler WB. The disabled throwing shoulder: spectrum of pathology part III: the SICK scapula, scapular dyskinesis, the kinetic chain, and rehabilitation. Arthroscopy. 2003;19(6):641–61.

[30] Kibler WB, Dome DC. Internal impingement: concurrent superior labral and rotator cuff injuries. Sports Med Arthrosc Rev. 2012;20(1):30–3.

[31] Mihata T, Jun BJ, Bui CN, Hwang J, McGarry MH, Kinoshita M, et al. Effect of scapular orientation on shoulder internal impingement in a cadaveric model of the cocking phase of throwing. J Bone Joint Surg. 2012;94(17):1576–83.

[32] Dines JS, Frank JB, Akerman M, Yocum LA. Glenohumeral internal rotation deficits in baseball players with ulnar collateral ligament insufficiency. Am J Sports Med. 2009;37(3):566–70.

[33] Kibler WB, Sciascia AD, Thomas SJ. Glenohumeral internal rotation deficit: pathogenesis and response to acute throwing. Sports Med Arthrosc Rev. 2012;20(1):34–8.

[34] Tripp B, Uhl TL, Mattacola CG, Srinivasan C, Shapiro R. Functional multijoint position reproduction acuity in overhead athletes. J Athl Train. 2006;41(2):146–53.

[35] Mihata T, McGarry MH, Kinoshita M, Lee TQ. Excessive glenohumeral horizontal abduction as occurs

during the late cocking phase of the throwing motion can be critical for internal impingement. Am J Sports Med. 2010;38(2):369–82.

[36] Weiser WM, Lee TQ, McQuade KJ. Effects of simulated scapular protraction on anterior glenohumeral stability. Am J Sports Med. 1999;27:801–5.

[37] Kibler WB, Ludewig PM, McClure PW, Michener LA, Bak K, Sciascia AD. Clinical implications of scapular dyskinesis in shoulder injury: the 201. consensus statement from the "scapula summit". Br J Sports Med. 2013;47:877–85.

[38] Falla D, Farina D, Graven-Nielsen T. Experimental muscle pain results in reorganization of coordination among trapezius muscle subdivisions during repetitive shoulder flexion. Exp Brain Res. 2007;178:385–93.

[39] Cools AM, Witvrouw EE, Mahieu NN, Danneels LA. Isokinetic scapular muscle performance in overhead athletes with and without impingement symptoms. J Athl Train. 2005;40(2):104–10.

[40] Tsai NT, McClure P, Karduna AR. Effects of muscle fatigue on 3- dimensional scapular kinematics. Arch Phys Med Rehabil. 2003;84:1000–5.

[41] McQuade KJ, Dawson JD, Smidt GL. Scapulothoracic muscle fatique associated with alterations in scapulohumeral rhythm kinematics during maximum resistive shoulder elevation. J Orthop Sports Phys Ther. 1998;28(2):74–80.

[42] Cools AM, Witvrouw EE, DeClercq GA, Vanderstraeten GG, Cambier DC. Evaluation of isokinetic force production and associated muscle activity in the scapular rotators during a protraction-retraction movement in overhead athletes with impingement symptoms. Br J Sports Med. 2004;38:64–8.

[43] Burkhart SS, Morgan CD, Kibler WB. Shoulder injuries in overhead athletes, the "dead arm" revisited. Clin Sports Med. 2000;19(1):125–58.

[44] Myers JB, Laudner KG, Pasquale MR, Bradley JP, Lephart SM. Glenohumeral range of motion deficits and posterior shoulder tightness in throwers with pathologic internal impingement. Am J Sports Med. 2006;34:385–91.

[45] Kibler WB, Sciascia AD, Dome DC, Hester PW, Jacobs C. Clinical utility of new and traditional exam tests for biceps and superior glenoid labral injuries. Am J Sports Med. 2009;37(9):1840–7.

[46] Kibler WB. The role of the scapula in athletic function. Am J Sports Med. 1998;26:325–37.

[47] Kebaetse M, McClure PW, Pratt N. Thoracic position effect on shoulder range of motion, strength, and three-dimensional scapular kinematics. Arch Phys Med Rehabil. 1999;80:945–50.

[48] Borstad JD, Ludewig PM. The effect of long versus short pectoralis minor resting length on scapular kinematics in healthy individuals. J Orthop Sports Phys Ther. 2005;35(4):227–38.

[49] Reuther KE, Thomas SJ, Tucker JJ, Yannascoli SM, Caro AC, Vafa RP, et al. Scapular dyskinesis is detrimental to shoulder tendon properties and joint mechanics in a rat model. J Orthop Res. 2014;32(11):1436–43.

[50] McKee MD, Pedersen EM, Jones C, Stephen DJG, Kreder HJ, Schemitsch EH, et al. Deficits following nonoperative treatment of displaced midshaft clavicular fractures. J Bone Joint Surg. 2006;88:35–40.

[51] Kibler WB, Sciascia A, Uhl T. Medial scapular muscle detachment: clinical presentation and surgical treatment. J Shoulder Elb Surg. 2014;23(1):58–67.

[52] Kibler WB, McMullen J, Uhl TL. Shoulder rehabilitation strategies, guidelines, and practice. Oper Tech Sports Med. 2000;8(4):258–67.

[53] Sciascia A, Cromwell R. Kinetic chain rehabilitation: A theoretical framework. Rehabil Res Pract. 2012;2012:1–9.

[54] Kibler WB. Scapular surgery I-IV. In: Reider B, Terry MA, Provencher MT, editors. Sports medicine surgery. Philadelphia: Elsevier Saunders; 2010. p. 237–67.

[55] Kibler WB, Uhl TL, Maddux JWQ, Brooks PV, Zeller B, McMullen J. Qualitative clinical evaluation of scapular

dysfunction: a reliability study. J Shoulder Elb Surg. 2002;11:550–6.

[56] McClure PW, Tate AR, Kareha S, Irwin D, Zlupko E. A clinical method for identifying scapular dyskinesis: part 1: reliability. J Athl Train. 2009;44(2):160–4.

[57] Tate AR, McClure PW, Kareha S, Irwin D, Barbe MF. A clinical method for identifying scapular dyskinesis: part 2: validity. J Athl Train. 2009;44(2):165–73.

[58] Rabin A, Irrgang JJ, Fitzgerald GK, Eubanks A. The intertester reliability of the scapular assistance test. J Orthop Sports Phys Ther. 2006;36(9):653– 60.

[59] Kibler WB, Press J, Sciascia AD. The role of core stability in athletic function. Sports Med. 2006;36(3):189–98.

[60] Hardcastle P, Nade S. The significance of the trendelenburg test. J Bone Joint Surg. 1985;67(5):741–6.

[61] Radwan A, Francis J, Green A, Kahl E, Maciurzynski D, Quartulli A, et al. Is there a relation between shoulder dysfunction and core instability? Int J Sports Phys Ther. 2014;9(1):8–13.

[62] Reeser JC, Joy EA, Porucznik CA, Berg RL, Colliver EB, Willick SE. Risk factors for volleyball-related shoulder pain and dysfunction. Phys Med Rehabil. 2010;2(1):27–35.

[63] Kibler WB, Sciascia AD, Moore SD. An acute throwing episode decreases shoulder internal rotation. Clin Orthop Relat Res. 2012;470:1545–51.

[64] Wilk KE, Reinhold MM, Macrina LC, Porterfield R, Devine KM, Suarez K, et al. Glenohumeral internal rotation measurements differ depending on stabilization techniques. Sports Health. 2009;1(2):131–6.

[65] Ellenbecker TS, Cools A. Rehabilitation of shoulder impingement syndrome and rotator cuff injuries: an evidence-based review. Br J Sports Med. 2010;44:319–27.

[66] McMullen J, Uhl TL. A kinetic chain approach for shoulder rehabilitation. J Athl Train. 2000;35(3):329–37.

第5章 运动员肩袖损伤
Rotator Cuff Disorders in Athletes

Joshua A. Greenspoon　Maximilian Petri　Sanjeev Bhatia　Peter J. Millett **著**

陈　刚　沈　杰 **译**

> **学习要点**
>
> ➤ 肩袖肌肉群稳定盂肱关节，带动盂肱关节进行初始运动，并使三角肌、胸大肌发挥最大作用。
>
> ➤ 发生在运动员身上的肩袖损伤，必须引起重视，以恢复他们的最佳状态。
>
> ➤ 盂肱关节内旋受限常见于投掷运动员中，是因为后方盂肱下韧带（IGHL）复合体和后下关节囊挛缩导致盂肱关节旋转接触点和旋转中心向后上移位。
>
> ➤ 大多数部分肩袖撕裂可以也应该选择非手术治疗。如果需要手术治疗，尤其是投掷运动员，肩关节清理手术往往是首选治疗方案，肩袖全层撕裂通常需要手术修补。

一、肩袖的生物力学

肩袖肌群在肩关节运动中起着关键作用。在三角肌收缩时肩袖四块肌肉协同活动稳定肱骨头在肩胛盂中的位置。随着自主运动的开始，三角肌和胸大肌的肌电活动晚于肩袖肌肉的活动，这支持了肩袖肌肉活动为盂肱关节活动做准备的概念[1]。肩袖肌肉抵消三角肌引起肩关节外展产生的剪切力，所以肩袖静态张力同样是盂肱关节稳定的重要组成部分。

Burkhart 等[2]认为肩袖肌肉必须在冠状位和轴位上保持力偶平衡才能稳定盂肱关节。肩袖四块肌腱的自然解剖位置允许通过两个方向的力量压迫肱骨头使之位于关节窝内。冠状位力偶来自于三角肌和上方肩袖，矢状位力偶是前方的肩胛下肌腱和后方的冈下肌腱、小圆肌腱。肩袖撕裂会打破力偶平衡，从而不能稳定盂肱关节活动支点以致肩关节活动范围严重受限。

发生肩袖撕裂后，三角肌和肩袖肌肉需要发挥更大的力量才能维持肩关节稳定的外展[1]。外展所需肌力随着肩袖撕裂范围增大而增加，反过来增大的肌肉收缩力量致撕裂口前后缘进一步撕裂。撕裂部分肩袖肌腱不能负载组织张力，因此残余肩袖纤维需要承受更多的张力。这样很容易导致撕裂范围扩大。巨大撕裂肩袖组织回缩易引起肩胛上神经卡压，进而加速冈上肌的腱萎缩和脂肪浸润进展。肩袖撕裂修复可能释放肩胛上神经的张力，促使神经恢复和功能改善[3, 4]。

二、病因学和相关病理学

导致运动员肩袖损伤以及其他肩关节病理学的原因通常是撞击。肩关节撞击可以分为两大类，外撞击和内撞击。外撞击对于年轻运动员来说少见。这类似于肩峰下撞击综合征，其原因为肩峰下间隙狭窄。内撞击在从事过顶运动的年轻运动员中常见，尤其是投掷运动员的优势手臂（标枪、网球、棒球、美式橄榄球、英式橄榄球）[5, 6]。然而，内撞击同样可以在不从事职业运动的患者当中出现且有临床症状。

肩关节内撞击发生在投掷动作的引臂阶段，通常这样的损伤被称为投掷肩（图 5-1）。上肢引臂动作由外展、外旋、伸展动作组合而成，这会导致肩袖的关节面侧受到肱骨头和后上盂唇之间的卡压和撞击[6]。这种生物力学被认为是一种预防过度外旋的生理学限制机制，但反复的过顶运动会发展为病理性结果。

运动员过顶运动中，由于后上盂唇和肩袖受到肱骨大结节和关节盂边缘挤压，关节盂后上方撞击导致肩袖损伤（图 5-2）。这种关节盂撞击可能损伤上盂唇、上关节盂骨质、肩袖肌腱、大结节、盂肱下韧带（IGHL）[7, 9, 10]和下盂唇，同时肩袖和盂唇吻合伤合并上述任何损伤并不少见[11]。

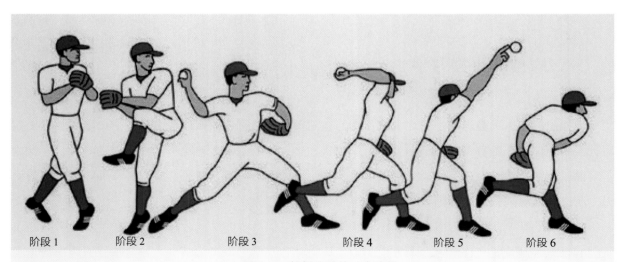

阶段 1　　　　阶段 2　　　　阶段 3　　　　阶段 4　　　　阶段 5　　　　阶段 6

▲ 图 5-1　投掷运动的 6 个阶段

阶段 1 为转体阶段；阶段 2 为早期引臂阶段，以准备跨步动作结束；阶段 3 为后期引臂阶段，上臂达到最大外旋位置；在阶段 4 棒球不断加速，直到阶段 5 棒球出手，上臂减速；阶段 6 为缓冲阶段，身体重新平衡直至动作结束（引自 Braun 等[7]）

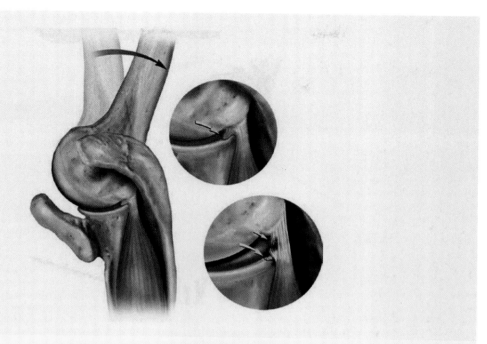

▲ 图 5-2　症状性内撞击发展的病理机制图示

Jobe 和 Walch 等推测后上肩袖和盂唇嵌入肱骨大结节和后上关节盂之间引起肩袖关节面非全层撕裂。箭头所指为有症状内撞击引起病理学损伤（引自 Spiegl 等 [8]）

三、诊断

（一）体格检查

患者通常在过顶运动和投掷运动时出现疼痛。投掷运动员肩痛通常不是急剧性疼痛，临床体检表现为肩关节极度外旋和 90° 外展时后方局部疼痛、撞击阳性体征和肩袖撕裂体征 [6]。肩袖撕裂患者通常表现力弱，尤其肩关节外展力弱，抗阻活动时疼痛较常见。体格检查可能发现前方盂肱关节松弛但并没有临床不稳定。Jobe 试验同样可用于鉴别患者是否存在内撞击 [11]。

多种查体手法的应用是通过将肩袖肌肉挤压于肱骨头、肩峰、喙突等骨性结构之间来复制肩关节疼痛。这包括 Neer 征和 Hawkins 征。然而，阳性疼痛体征也可能来源于其他原因，比如肩锁关节、肱二头肌腱病损等。如果盂唇受到持续损伤，也可能出现盂肱关节不稳。在查体中有时会诱发出伴有疼痛的弹响声。

肩袖撕裂患者也会出现因后方关节囊挛缩导致的盂肱关节内旋受限（GIRD）。Burkhart 等在 2003 年提出将盂肱关节内旋受限（GIRD）作为肩关节病变的临床症状和早期病理学改变 [9]。后方盂肱下韧带（IGHL）复合体和后下关节瘢痕化，诱发盂肱关节旋转接触位点和旋转中心向后上移位 [9]（图 5-3）。患有盂肱关节内旋受限（GIRD）的过顶运动员往往合并有关节面侧肩袖损伤。

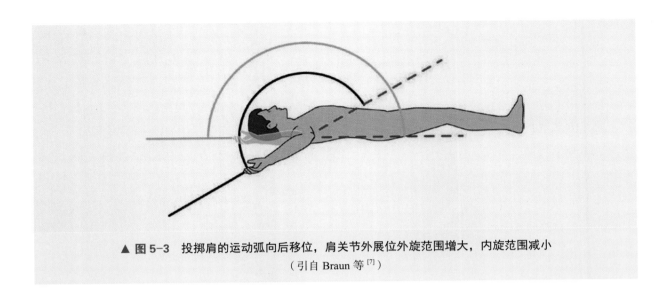

▲ 图 5-3　投掷肩的运动弧向后移位，肩关节外展位外旋范围增大，内旋范围减小
（引自 Braun 等[7]）

主动加压试验是诊断盂唇损伤相对特异性较好的试验，检查方法是上肢屈曲 90°，起始外旋上肢时没有疼痛，随着上肢内旋出现疼痛[12]。Kibler 试验以及其他许多体格检查方法都可以用于帮助明确诊断。

（二）影像学

超声可以用于检测肩袖撕裂，但是高度依赖检查者的技术水平，而且可能漏诊细微的部分撕裂。核磁共振或者关节腔注射对比剂行 MR 造影检查通常用于确诊肩袖撕裂。部分肩袖撕裂、全层肩袖撕裂、SLAP（上盂唇自前向后撕裂损伤）以及后上盂唇均可通过 MR 关节造影诊断[6]。

标准磁共振常规的三个序列（冠状位、矢状位、轴位）在上肢置于体侧内收位检查，很容易发现全层肩袖撕裂。在上肢内收位时细微盂唇撕裂或细微部分肩袖撕裂贴附于正常肌腱纤维上容易漏诊[13]。

为了发现部分肩袖撕裂损伤的撕裂袢，有人提出肩关节磁共振检查时用 ABER 体位（外展外旋位）。和上肢内收的常规冠状位图像相比，ABER 体位检查时前下盂肱韧带和盂唇张力增加，肩袖肌腱张力减低。

大部分传统圆拱式磁共振不允许肩关节摆放于 90° 外展、90° 外旋的临床恐惧试验体位。这时需要通过检查者将双手抱于脑后来进行体位改良。在 ABER 体位进行检查操作和对检查结果进行解读，对于那些不熟悉检查设备和不熟悉使用这个体位的技师都有较大挑战[13]。

尽管核磁共振在评估肩关节疾病方面非常有用，但在投掷运动员中容易出现误诊，多项研究表明无症状运动员也存在大量肩关节病理学改变[14-18]。在这些研究中全层撕裂发生率为 0，然而部分撕裂检出率为 20% ～ 86%。因此，医生在评估投掷运动员肩痛时必须对运动员进行彻底询问病史和进行细致的查体，因为患者的疼痛并不一定是肩袖病变引起[19]。此外，SLAP 损伤（上盂唇自前向后撕裂损伤）在投掷运动员中较为常见，但不一定需要立即进行干预[19]。

四、治疗原则

（一）非手术治疗

治疗的基本目标是使受损肩关节恢复无痛活动。所有患者在行外科手术治疗前都应该进行保守治疗，尤其是投掷运动员。一线治疗措施包括运动方式纠正、非甾体药物（NSAIDs）和康复训练。这些措施可以减轻炎症和改善功能。

物理治疗包括拉伸训练、力量训练以及运功和工作特殊训练。物理治疗具备运动、技能特殊性训练，目标是恢复盂肱关节运动功能。在肩胛骨平面的训练需要包括加强如前锯肌和斜方肌的肩胛骨稳定装置，强化肩关节内部的肩袖肌肉，后方关节囊拉伸、等速渐进性耐力训练（图 5-4）[8]。

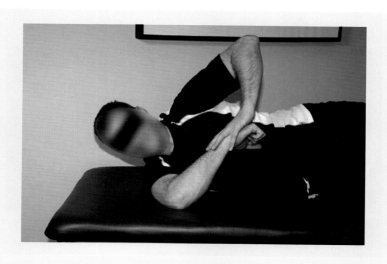

▲ 图 5-4　卧位拉伸训练

患者患侧卧位，肩关节接近 90° 向前屈曲，健侧上肢辅助患侧肩关节内旋直至肩关节后下方得到充分拉伸（引自 Braun 等 [7]）

盂肱关节注射糖皮质激素不但可以缓解疼痛，还可以作为一种诊断方法，用于鉴别盂肱关节疼痛、肩锁关节疼痛和肩峰下疼痛。

最近一项随机对照研究表明撕裂小于 3cm 的肩袖损伤，随访 5 年后，单纯物理治疗和手术治疗的效果存在差异[20]。研究者发现中小型肩袖撕裂早期手术修补的临床疗效好于单纯物理治疗，但是他们认为这可能并非重点，重点是进行单纯物理治疗 37% 的患者 5 年后撕裂范围扩大超过 5mm。这些部分肩袖损伤范围的增大，增加了手术难度，疗效也不确定[21-25]。

（二）手术治疗

非手术治疗失败或全层撕裂的肩袖损伤患者是手术指征。肩袖撕裂和 SLAP 损伤通常不能自愈[26]。过去肩袖损伤和盂唇撕裂开放手术修补被证明有效。然而随着关节镜设备和手术技术的提高，绝大部分肩袖撕裂和盂唇损伤在关节镜下修补并非难事[25, 27-29]。

手术开始前首先要在麻醉状态下对患者肩关节的活动度和稳定性进行双侧对比检查。接着通过关节镜检查肩关节动态位置下的关节内病变，包括 SLAP 损伤、肩袖下表面部分撕裂以及肩袖全层撕裂。如果在关节镜检查发现肩袖关节面磨损，临床医生需注意这可能是棒球运动员的正常病理现象。因此，只有与临床症状符合的病理情况需要处理[15]。过顶类运动员后方盂唇损伤极少需要手术修补，除非患者有盂肱关节后方不稳表现。

部分肩袖撕裂的手术治疗方案较多，取决于患者对过顶运动的需求（图 5-5）。许多医生认为肩袖撕裂深度小于 50% 时只需进行单纯清创处理，当撕裂深度大于 50% 时进行手术修补。但是投掷运动员手术修补效果不佳[19]，因此高年资医生（PJM 项目负责人）在处理深度累及小于 75% 的肩袖撕裂时更愿意选择清创。

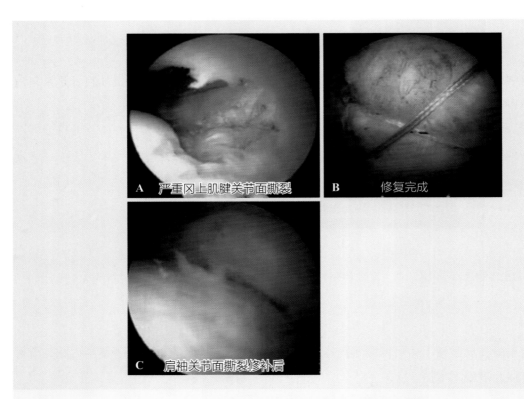

▲ 图 5-5　部分肩袖撕裂的关节镜下手术

A. 1 例严重冈上肌腱关节面撕裂经后入路在关节镜下探查图像；B. 外侧入路观察滑囊面肩袖撕裂修补术后视野；C. 后侧入路观察肩袖关节面撕裂修补术后视野

全层撕裂的肩袖修补，需要合理规划手术步骤。这样在清除原始足印区残留的肩袖组织的同时，为腱骨愈合创造良好的环境。在手术过程中，首先需要将肱骨大结节肩袖足印区去皮质处理形成渗血骨面以促进腱骨愈合[28-30]，接着清理粘连肌腱的滑膜和瘢痕，松解肩袖肌腱使其获得解剖复位。第三步是在肱骨上置入锚钉，锚钉缝线顺序穿过肩袖肌腱。锚钉分布有不同方法（单排或双排），取决于对生物机械稳定需求。最后，可以使用缝线打结或非打结形式固定肌腱，并确保肌腱被解剖复位到足印区。

Millett 等进行了一项证据等级为一级的荟萃分析来研究肩袖撕裂单排缝合和双排缝合技术之间的临床疗效差异 [31]。结果发现虽然不同修补技术之间临床疗效没有显著统计学差异，但单排修补术后有更高的再撕裂率。

在前方半脱位和前关节囊松弛的病例中需要进行前方或前下关节囊紧缩，后方关节囊通常进行松解。在关节囊手术操作后需再次检查关节活动度和稳定性。

后上关节盂撞击的运动员，如果尝试了包括关节镜手术在内的其他所有治疗无效，可以考虑肱骨去旋转截骨联合肩胛下肌短缩缝合方法 [32]。

五、手术后康复训练

手术后康复锻炼是治疗的一个重要方面。物理治疗可分为四个阶段，第一阶段的目标是恢复肩关节被动获得范围，减少术后肩关节粘连风险，同时也要注意保护修补后的肩袖。一般在术后 4 周左右，一旦患者被动活动获得恢复就可以进入第二阶段康复。第二阶段开始辅助下肩关节主动活动范围和主动活动训练。术后 8 周左右开始第三阶段康复，主要加强肩袖肌肉力量。术后 12 ～ 16 周开始第四阶段更大强度的肌肉力量训练。第四阶段结束后，在允许患者恢复竞技体育运动前需有一个渐进性的重返运动康复计划。

六、临床疗效

（一）肩袖部分撕裂

肩袖部分撕裂损伤的处理仍是有争议的。有研究报道，部分肩袖撕裂肩关节镜术后整体效果良好，但是部分肩袖撕裂损伤的理想处理方法仍有争议 [31, 33-40]。

Millett 等 [31] 研究了部分肩袖撕裂的疗效，发现治疗后 ASES、SANE 评分均有提高，79% 入组病例能够重返对抗类体育运动或恢复到接近伤前运动强度。此外，同时进行肩峰成形术患者明显有更优的 SANE 评分（P=0.043）。但是，其他有研究发现前肩峰成形术后临床效果不佳，因此不推荐行前肩峰成形 [41, 42]。Sonnery Cottet 等 [43] 研究了 28 名有症状的后上关节盂撞击的网球运动员的疗效，对关节面部分肩袖撕裂进行清创手术，尽管有高达 82% 的满意度、79% 的重返运动率，但是有 82% 重返运动患者对抗时存在持续性疼痛。

投掷运动员部分肩袖撕裂行清创术后重返伤前同等运动水平的比例为 16% ～ 76%[44-47]。

Reynolds 等[46] 研究优秀投手小型部分肩袖撕裂进行清创手术的疗效，82 例中 67 例（82%）重返运动，其中只有 37 例（55%）恢复原运动水平或更高运动水平。Payne 等进行年轻运动员部分肩袖撕裂进行清创手术的研究，发现在过顶运动员手术后疼痛有显著缓解，但是仅有 45% 重返运动。Ide 等[48] 研究了部分肩袖撕裂修补术后的疗效，发现 2/6 投掷运动员重返伤前水平运动。这些研究强调重返运动水平的重要性，可以用于患者心理咨询和手术前预期评估。

（二）全层肩袖撕裂

不同范围诸多研究显示涉及广泛的运动水平和年龄范围的全层肩袖撕裂修补术后疗效满意[25, 30, 31, 40, 49–51]。Bhatia 等[49] 近期对 70 岁及以上业余运动员全层肩袖撕裂关节镜手术修补术后疗效进行研究。经过平均 3.6 年的随访，所有主观疗效评分均有显著提高，没有翻修病例。美国肩肘外科评分（ASES）与正常肩关节同龄人相当。另外，有 77% 的患者能够重返与伤前相当强度的业余运动。

肩袖全层撕裂在优秀的过顶运动者中并不常见，但是一旦发生会成为威胁职业生涯的伤病[52, 53]。Mazoue 和 Andrews[52] 进行了一项对 12 名专业棒球投手优势侧肩关节全层撕裂接受小切口修补术后疗效的研究，只有 1 名患者（8%）能够重返高水平竞技运动。Van Kleunen 等[53] 研究了 SLAP 损伤合并冈下肌全层撕裂修补术后疗效，发现仅有 17% 的全层肩袖撕裂患者可以重返伤前运动水平。考虑到全层肩袖撕裂修补术后如此低的重返运动率，在进行手术治疗前尽可能应用所有保守治疗方法是非常重要的。

七、总结

肩袖撕裂是普通人群和运动员肩关节疼痛和不适的常见原因。通过对生物力学、病因学、诊断试验和疗效的理解可以帮助医生对患者进行最佳治疗，帮助他们恢复较好的肩关节功能，重返高水平运动。运动员经常出现部分肩袖撕裂，但治疗效果比较满意。全层肩袖撕裂在优秀过顶运动者中不常见，但可能威胁职业生涯。

问　答

1. 问：什么是盂肱关节内旋受限？

答：盂肱关节内旋受限由后方盂肱下韧带复合体（IGHL）和后下关节囊挛缩引起，在投掷运动员中较常见。

2. 问：什么类型撞击在年轻运动员中相对少见？

答：外撞击相对少见。

3. 问：肩袖修补术后康复锻炼中哪种活动度锻炼首先需进行？

答：被动活动度锻炼。

4. 问：外展外旋（**ABER**）**MRI** 检查体位对于发现哪种肩关节病变最有帮助？

答：具有撕裂袢的部分肩袖撕裂。

参考文献

[1] Hansen ML, Otis JC, Johnson JS, Cordasco FA, Craig EV, Warren RF. Biomechanics of massive rotator cuff tears: implications for treatment. J Bone Joint Surg Am. 2008;90:316–25.

[2] Burkhart SS, Nottage WM, Ogilvie-Harris DJ, Kohn HS, Pachelli A. Partial repair of irreparable rotator cuff tears. Arthroscopy. 1994;10:363–70.

[3] Costouros JG, Porramatikul M, Lie DT, Warner JJ. Reversal of suprascapular neuropathy following repair of massive supraspinatus and infraspinatus rotator cuff tears. Arthroscopy. 2007;23(11):1152–61.

[4] Mallon WJ, Wilson RJ, Basamania CJ. The association of suprascapular neuropathy with massive rotator cuff tears: a preliminary report. J Shoulder Elb Surg. 2006;15(4):395–8.

[5] Paley KJ, Jobe FW, Pink MM, Kvitne RS, ElAttrache NS. Arthroscopic findings in the overhand throwing athlete: evidence for posterior internal impingement of the rotator cuff. Arthroscopy. 2000;16(1):35–40.

[6] Walch G, Boileau P, Noel E, Donell ST. Impingement of the deep surface of the supraspinatus tendon on the posterosuperior glenoid rim: An arthroscopic study. J Shoulder Elb Surg. 1992;1(5):238–45.

[7] Braun S, Kokmeyer D, Millett PJ. Shoulder injuries in the throwing athlete. J Bone Joint Surg Am. 2009;91:966–78.

[8] Spiegl UJ, Warth RJ, Millett PJ. Symptomatic internal impingement of the shoulder in overhead athletes. Sports Med Arthrosc. 2014;22(2):120–9.

[9] Burkhart SS, Morgan CD, Kibler WB. The disabled throwing shoulder: spectrum of pathology part I: pathoanatomy and biomechanics. Arthroscopy. 2003;19(4):404–20.

[10] Tétreault P, Krueger A, Zurakowski D, Gerber C. Glenoid version and rotator cuff tears. J Orthop Res. 2004;22(1):202–7.

[11] Jobe CM. Posterior superior glenoid impingement: expanded spectrum. Arthroscopy. 1995;11(5):530–6.

[12] O'Brien SJ, Pagnani MJ, Fealy S, McGlynn SR, Wilson JB. The active compression test: a new and effective test for diagnosing labral tears and acromioclavicular joint abnormality. Am J Sports Med. 1998;25(6):610–3.

[13] Iyengar JJ, Burnett KR, Nottage WM, Harwin SF. The abduction external rotation (ABER) view for MRI of the shoulder. Orthopedics. 2010;33(8):562–5.

[14] Connor PM, Banks DM, Tyson AB, Coumas JS, D'Alessandro DF. Magnetic resonance imaging of the asymptomatic shoulder of overhead athletes: a 5-year follow-up study. Am J Sports Med. 2003;31(5):724–7.

[15] Halbrecht JL, Tirman P, Atkin D. Internal impingement of the shoulder: comparison of findings between the throwing and nonthrowing shoulders of college baseball players. Arthroscopy. 1999;15(3):253–8.

[16] Jerosch J, Castro WH, Drescher H, Assheuer J. Magnetic resonance morphologic changes in shoulder joints of world class water polo players. Sportverletz Sportschaden. 1992;7(3):109–14.

[17] Jost B, Zumstein M, Pfirrmann CW, Zanetti M, Gerber C. MRI findings in throwing shoulders: abnormalities in professional handball players. Clin Orthop Relat Res. 2005;434:130–7.

[18] Miniaci A, Mascia AT, Salonen DC, Becker EJ. Magnetic resonance imaging of the shoulder in

asymptomatic professional baseball pitchers. Am J Sports Med. 2002;30(1):66–73.

[19] Andrews JR, Wilcox JR. Decision making in the throwing athlete. Sports Med Arthrosc Rev. 2014;22(2):130–6.

[20] Moosmayer S, Lund G, Seljom US, Haldorsen B, Svege IC, Henning T, Pripp AH, Smith HJ. Tendon repair compared with physiotherapy in the treatment of rotator cuff tears: a randomized controlled study in 103 cases with a five year follow-up. J Bone Joint Surg Am. 2014;96(18):1504–14.

[21] Galatz LM, Ball CM, Teefey SA, Middleton WD, Yamaguchi K. The outcome and repair integrity of complete arthroscopically repaired large and massive rotator cuff tears. J Bone Joint Surg Am. 2004;86A:219–24.

[22] Gerber C, Fuchs B, Hodler J. The results of repair of massive tears of the rotator cuff. J Bone Joint Surg Am. 2000;82:505–15.

[23] Holtby R, Razmjou H. Relationship between clinical and surgical findings and reparability of large and massive rotator cuff tears: a longitudinal study. BMC Musculoskelet Disord. 2014;15:180.

[24] Iagulli ND, Field LD, Hobgood R, Ramsey JR, Savoie FH III. Comparison of partial versus complete arthroscopic repair of massive rotator cuff tears. Am J Sports Med. 2012;40:1022–6.

[25] Millett PJ, Warth RJ. Posterosuperior rotator cuff tears: classification, pattern recognition, and treatment. J Am Acad Orthop Surg. 2014;30:778–80.

[26] Conway JE. Arthroscopic repair of partial-thickness rotator cuff tears and SLAP lesions in professional baseball players. Orthop Clin North Am. 2001;32(3):443–56.

[27] Gaskill TR, Braun S, Millett PJ. Multimedia article. The rotator interval: pathology and management. Arthroscopy. 2011;27(4):556–67.

[28] Vaishnav S, Millett PJ. Arthroscopic rotator cuff repair: scientific rationale, surgical technique, and early clinical and functional results of a knotless self-reinforcing double-row rotator cuff repair system. J Shoulder Elb Surg. 2010;19(2 Suppl):83–90.

[29] Warth RJ, Greenspoon JA, Bhatia S, Millett PJ. Arthroscopic double-row rotator cuff repair using a knotless, interconnected technique. Oper Tech Orthop. 2015;25(1):1–6.

[30] Ames JB, Horan MP, Van der Meijden OA, Leake MJ, Millett PJ. Association between acromial index and outcomes following arthroscopic repair of full-thickness rotator cuff tears. J Bone Joint Surg Am. 2012;94(20):1862–9.

[31] Millett PJ, Warth RJ, Dornan GJ, Lee JT, Speigl UJ. Clinical and structural outcomes after arthroscopic single-row versus double-row rotator cuff repair: a systematic review and meta-analysis of level I randomized clinical trials. J Shoulder Elb Surg. 2014;23(4):586–97.

[32] Riand N, Levigne C, Renaud E, Walch G. Results of derotational humeral osteotomy in posterosuperior glenoid impingement. Am J Sports Med. 1998;26(3):453–9.

[33] Chung SW, Kim JY, Yoon JP, Lyu SH, Rhee SM, Oh SB. Arthroscopic repair of partial-thickness and small full-thickness rotator cuff tears: tendon quality as a prognostic factor for repair integrity. Am J Sports Med. 2014;43(3):588–96.

[34] Duralde XA, McClelland WB Jr. The clinical results of arthroscopic transtendinous repair of grade III partial articular-sided supraspinatus tendon tears. Arthroscopy. 2012;28(2):160–8.

[35] Eid AS, Dwyer AJ, Chambler AF. Mid-term results of arthroscopic subacromial decompression in patients with or without partial thickness rotator cuff tears. Int J Shoulder Surg. 2012;6(3):86–9.

[36] Franceschi F, Papalia R, Del Buono A, Vasta S, Costa V, Maffulli N, Denaro V. Articular-sided rotator cuff tears: which is the best repair? A three-year prospective randomised controlled trial. Int Orthop. 2013;37(8):1487–93.

[37] Kim KC, Shin HD, Cha SM, Park JY. Clinical outcomes after arthroscopic trans-tendon suture-bridge

technique in partial-thickness articular-side rotator cuff tear. Knee Surg Sports Traumatol Arthrosc. 2013;21(5):1183–8.

[38] Kim KC, Shin HD, Cha SM, Park JY. Repair integrity and functional outcome after arthroscopic conversion to a full-thickness rotator cuff tear: articular- versus bursal-side partial tears. Am J Sports Med. 2014;42(2):451–6.

[39] Peters KS, McCallum S, Briggs L, Murrell GA. A comparison of outcomes after arthroscopic repair of partial versus small or medium-sized full-thickness rotator cuff tears. J Bone Joint Surg Am. 2012;94(12):1078– 85.

[40] Sonnery-Cottet B, Edwards TB, Noel E, Walch G. Rotator cuff tears in middle-aged tennis players: results of surgical treatment. Am J Sports Med. 2002;30(4):558–64.

[41] Mithofer K, Fealey S, Altchek DW. Arthroscopic treatment of internal impingement of the shoulder. Tech Should Elbow Surg. 2004;5:66–75.

[42] Tibone JE, Jobe FW, Kerlan RK, Carter VS, Shields CL, Lombardo SJ, Yocum LA. Shoulder impingement syndrome in athletes treated by an anterior acromioplasty. Clin Orthop Relat Res. 1985;198:134–40.

[43] Sonnery-Cottet B, Edwards TB, Noel E, Walch G. Results of arthroscopic treatment of posterosuperior glenoid impingement in tennis players. Am J Sports Med. 2002;30(2):227–32.

[44] Andrews JR, Broussard TS, Carson WG. Arthroscopy of the shoulder in the management of partial tears of the rotator cuff: a preliminary report. Arthroscopy. 1985;1(2):117–22.

[45] Payne LZ, Altchek DW, Craig EV, Warren RF. Arthroscopic treatment of partial rotator cuff tears in young athletes. A preliminary report. Am J Sports Med. 1997;25(3):299–305.

[46] Reynolds SB, Dugas JR, Cain EL, McMichael CS, Andrews JR. Debridement of small partial-thickness rotatorcuff tears in elite overhead throwers. Clin Orthop Relat Res. 2008;466(3):614–21.

[47] Riand N, Boulahia A, Walch G. Posterosuperior impingement of the shoulder in the athlete: results of arthroscopic debridement in 75 patients. Rev Chir Orthop Reparatrice Appar Mot. 2002;88(1):19–27.

[48] Ide J, Maeda S, Takagi K. Arthroscopic transtendon repair of partialthickness articular-sided tears of the rotator cuff: anatomical and clinical study. Am J Sports Med. 2005;33(11):1672–9.

[49] Bhatia S, Greenspoon JA, Horan MP, Warth RJ, Millett PJ. Two-year outcomes following arthroscopic rotator cuff repair in recreational athletes over 70 years of age. Am J Sports Med. 2015;43(7):1737–42.

[50] MacKenchia MA, Chahal J, Wasserstein D, Thoeoropoulos JS, Henry P, Dwyer T. Repair of full-thickness rotator cuff tears in patients aged younger than 55 years. Arthroscopy. 2014;30(10):1366–71.

[51] Warth RJ, Dornan GJ, James EW, Horan MP, Millett PJ. Clinical and structural outcomes after arthroscopic repair of full-thickness rotator cuff tears with and without platelet-rich product supplementation: a metaanalysis and meta-regression. Arthroscopy. 2015;31(2):306–20.

[52] Mazoue CG, Andrews JR. Repair of full-thickness tears in professional baseball players. Am J Sports Med. 2006;34(2):182–9.

[53] Van Kleunen JP, Tucker SA, Field LD, Savoie FH. Return to high level throwing after combination infraspinatus, SLAP repair, and release of glenohumeral internal rotation deficit. Am J Sports Med. 2012;40(11):2536–41.

第6章　运动员盂唇损伤
Labral Injuries in Athletes

Jin Young Park　Jae Hyung Lee　**著**
季　康　付　鹏　**译**

> **学习要点**
>
> ➤ 运动员的肩关节盂唇损伤通常由盂肱关节的直接或间接创伤引起。
> ➤ 肩关节前方脱位、前向不稳最为常见。
> ➤ 肩关节急性脱位通常可以保守治疗，如有骨缺损和复发性不稳则需要考虑手术。
> ➤ 特殊临床体征结合 MR 造影或 CT 造影可以帮助确诊肩关节不稳以及松弛的方向。
> ➤ SLAP 损伤通常不单独存在，可以先行保守治疗。

一、肩关节不稳

　　Matsen 等[1] 将肩关节不稳分为两类：TUBS（traumatic，unidirectional，Bankart，surgery），即外伤引起、单向不稳、盂唇损伤和需要外科治疗；AMBRI（atraumatic，multidirectional，bilateral，rehabilitation，inferior capsular shift），即无创伤史、多向不稳、双侧发病、康复训练（主要的治疗方法）、下关节囊移位（松弛的下关节囊需要通过关节囊转移术获得有效治疗）。然而，大多数肩关节不稳会同时涉及这两种类型的特征。肩关节不稳分类方法有多种，包括完全脱位 / 半脱位、单向不稳和多向不稳、创伤性和非创伤性。大部分单向不稳由急性创伤性前脱位引起，并导致肩关节的前向不稳。多向不稳是指由先天性韧带松弛引起，合并前方、下方和后方的不稳定。多向不稳的流行病学尚不十分明确。Gerber 和 Nyffeler[2] 报道多向不稳在所有不稳病例中占不足 5%。

著者按

　　动态稳定因素的作用是需要被考虑的重要内容。这在 Lewis 等 [3] 描述的分类系统中得到了强调。Stanmore 病因三角分为三部分：创伤性结构性不稳、非创伤性结构性不稳和非结构肌肉模式或序列不稳。异常肌序的患者，主要是胸大肌和背阔肌的大扭矩产生肌肉不恰当作用而产生不稳定性。如果没有高度专业的康复，则不适合手术干预。

二、急性前脱位

　　急性肩关节前脱位是常见的运动损伤之一，通常由肩关节过度外展和外旋导致。在急性肩关节前脱位过程中，前方盂唇或者前方关节盂会受损。通常前方盂唇损伤又称为 Bankart 损伤，前方关节盂损伤称为骨性 Bankart 损伤。另外，肱骨头后方受到前关节盂的压力发生压缩性骨折，又称为 Hill-Sachs 损伤（图 6-1）。通常，患者受到直接或间接外伤，并感到肩关节脱出。

　　体格检查可以发现肱骨头突出于肩关节前部，肩峰下皮肤凹陷。可能伴随腋神经损伤，通过检查三角肌外侧区域皮肤感觉有无异常可以诊断。

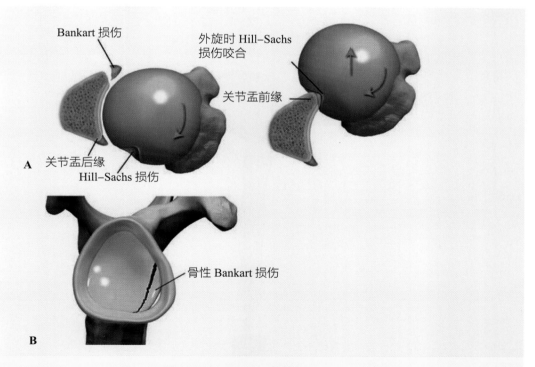

▲ 图 6-1　Hill-Sachs 损伤

A. 合并 Bankart 损伤和 Hill-Sachs 损伤的肩关节脱位上面观；B. 骨性 Bankart 损伤（由 Lennard Funk 提供，引自 http://www.shoulderdoc.co.uk）

在复位前，必须做 X 线平片以明确诊断（图 6-2）。早期复位比较容易，可给予非甾体抗炎药或肌松药减轻患者痛苦。复位的技术方法有很多，我们更喜欢被认为是安全方法复位的 Stimson 操作法[4]（图 6-3）。

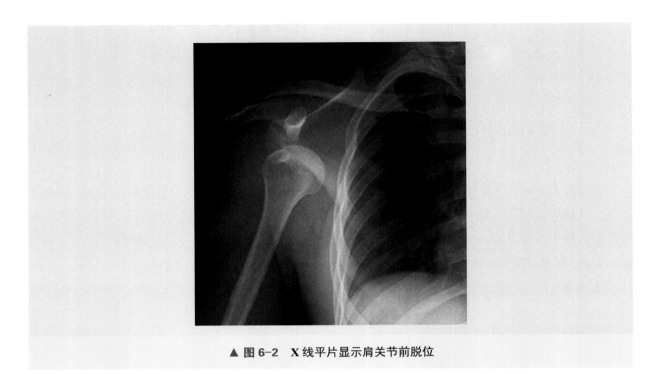

▲ 图 6-2　X 线平片显示肩关节前脱位

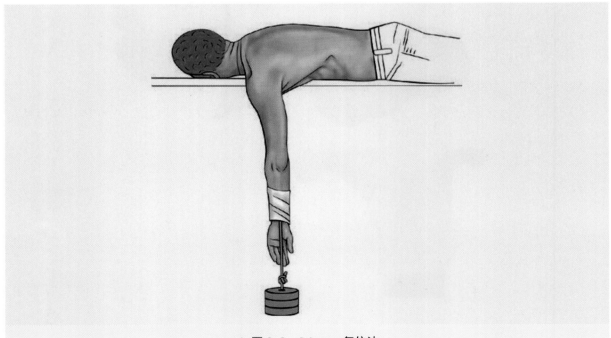

▲ 图 6-3　Stimson 复位法
由 Lennard Funk 提供，引自 http://www.shoulderdoc.co.uk

肩关节复位后上肢需悬吊保护 2～3 周。尽管有文献报道上肢内旋位固定会加重 Bankart 损伤，但我们还是认为肩关节脱位复位后悬吊保护是有益的。

肩关节前脱位的治疗方法有数种。大部分医生会立即开始等长收缩训练以强化内旋力量，3 周以后开始做主动的外旋活动，但是 6 周内禁止做外展活动。

著者按

Hovelius 等 [5] 的纵向研究发现悬吊固定并不改变肩关节脱位的保守治疗效果。因此许多外科医生主张早期活动和通过专业物理治疗进行动态稳定的康复。

十几岁到二十几岁的年轻运动员在首次创伤性脱位后有较大的再脱位倾向。因此，可以考虑外科手术治疗。外科治疗方案通常是关节镜下 Bankart 修补术。术后 24 小时可以开始钟摆样活动，使用外展位支具 4～6 周。为避免前方关节囊挛缩，支具将肩关节置于轻度外展外旋位。术后 6 周可以行主动的肌肉力量训练；3～4 个月可以开始低强度体育活动。运动员重返完全强度运动一般在 6 个月时。

三、前向不稳（复发性前脱位）

前向不稳定提示前下盂肱韧带损伤，并导致脱位或半脱位。我们可以把肩关节看成一个在球座上的高尔夫球，它很容易被创伤击走（脱位）。前向不稳定通常由急性脱位引起，在十几岁和二十几岁的人群中发病率较高。大多数不稳发生在外伤性脱位后的 2 年内 [6]，上臂外展、外旋和后伸位可导致脱位。有些脱位发生频繁的患者可以通过牵引和旋转自行复位肩关节。

肩关节前向不稳的常见病理表现是 Bankart 损伤和 Hill–Sachs 损伤。

详细描述首次脱位事件非常必要，包括创伤的性质、受伤过程中上肢位置、复位方法和康复方案。前向不稳的患者会恐惧在外展、外旋时过程中出现前脱位，使医生查体变得困难。和多关节异常松弛的鉴别很重要。通过 Beighton 评分可以用于鉴别，评分需要测量掌指关节背伸、腕关节屈曲时拇指到前臂的距离、肘关节过伸、膝关节反屈，并与对侧肢体比较。

（一）体格检查

1. 肩关节松弛度差异可通过抽屉试验和 Sulcus 试验评估

（1）抽屉试验：患者坐位并放松，检查者一手固定肩胛骨，一手握持肱骨头颈。然后，将肱骨向前平移（图 6-4）。肱骨头无平移是 0 级；肱骨头平移未到关节盂缘是 1 级；肱骨头平移至关节盂缘是 2 级；平移超过关节盂缘是 3 级。

（2）Sulcus 试验：患者坐位上臂内旋，检查者向远端牵拉上臂（图 6-5）。肱骨头和肩峰之间皮

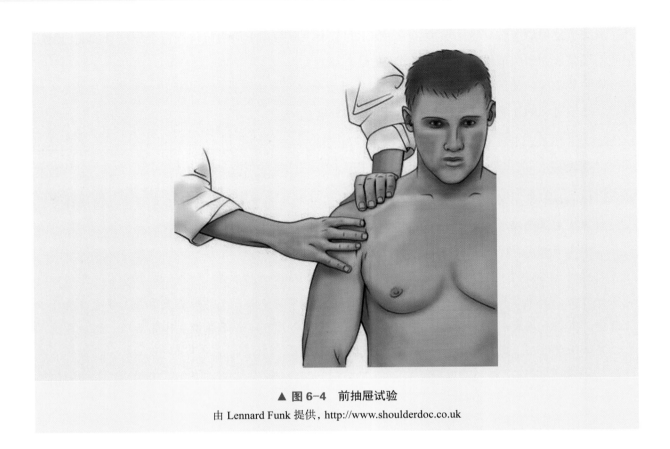

▲ 图 6-4 前抽屉试验
由 Lennard Funk 提供，http://www.shoulderdoc.co.uk

肤出现凹陷是阳性体征。在正常肩关节，外旋上臂 Sulcus 征消失。Sulcus 征阳性提示肩袖间隙松弛。半脱位距离小于 1cm 用 1+ 表示；半脱位距离 1 ~ 2cm 用 2+ 表示；半脱位距离大于 2cm 用 3+ 表示。

2. 有几种恐惧试验被用于肩关节前向不稳定

(1) Crank 试验：患者坐位并放松，检查者一手固定肩胛骨，一手握持上臂，然后缓慢地内收、外旋以及后伸上臂（图 6-6）。如果患者出现疼痛或者害怕脱位为阳性体征。如果患者平卧位做这个动作称为 Fulcrum 试验。

(2) 回位试验：Fulcrum 试验后，施加向后力量使肱骨头复位。如果患者疼痛和恐惧感消失为阳性。

（二）影像学

骨性 Bankart 损伤和 Hill-Sachs 损伤可以通过 X 线平片发现。最好还能拍肩关节前后位（AP 位）像、顶点斜位像、腋位侧位像、西点腋位侧位像、Stryker 切迹位像。西点腋位侧位像和顶点斜位像可以显示关节盂缘侵蚀、骨缺损和骨性 Bankart 损伤；Stryker 切迹位像可以显示 Hill-Sachs 损伤；腋位侧位像可以显示关节盂和肱骨头以及关节面的关系。MR 造影或 CT 造影可获得更多细节的图像，可以更好地显示软组织损伤，特别是盂唇损伤。骨性缺失在 CT 上显示更好。

几种关节盂盂唇损伤的类型如图 6-7 所示。

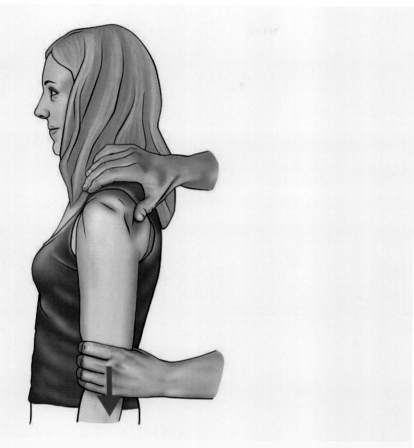

▲ 图 6-5　**Sulcus** 试验
由 Lennard Funk 提供，引自 http://www.shoulderdoc.co.uk

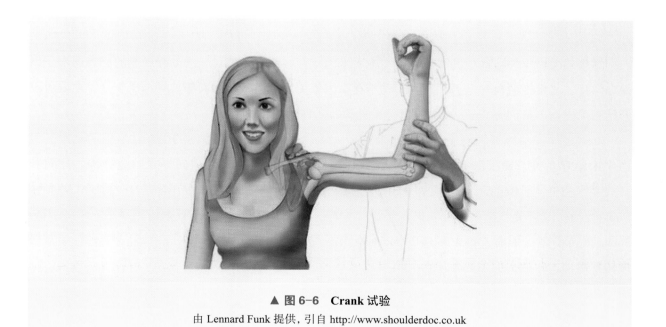

▲ 图 6-6　**Crank** 试验
由 Lennard Funk 提供，引自 http://www.shoulderdoc.co.uk

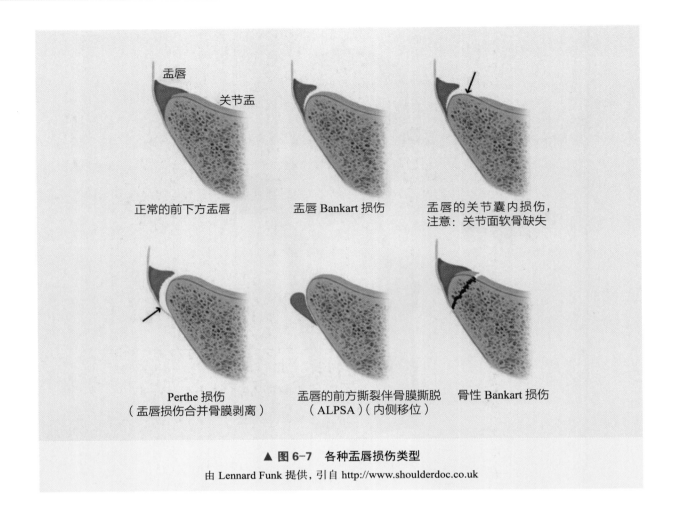

正常的前下方盂唇

盂唇 Bankart 损伤

盂唇的关节囊内损伤，注意：关节面软骨缺失

Perthe 损伤
（盂唇损伤合并骨膜剥离）

盂唇的前方撕裂伴骨膜撕脱
（ALPSA）（内侧移位）

骨性 Bankart 损伤

▲ 图 6-7　各种盂唇损伤类型

由 Lennard Funk 提供，引自 http://www.shoulderdoc.co.uk

（三）治疗

尽管对于对年轻运动员的脱位是否实施手术治疗存在争议，但对于活动强度低的患者通常予以保守治疗。复发性脱位和是否长时间制动不存在因果关系。通常，肌肉等长训练 3 个月，之后可以开始肌肉主动力量训练。6 个月时可以开始全部的体育运动。

如果经保守治疗和康复后出现肩关节疼痛，活动范围受限或者顽固的复发性脱位，则需要考虑手术治疗。关节镜下的 Bankart 修补手术（图 6-8）是治疗肩关节前向不稳的金标准，疗效和开放手术相当[8]。Bankart 修补后如果有下方关节囊松弛，需要做下方关节囊提升。对于大的骨性 Bankart 损伤或者关节盂大的骨缺损，需要行骨转位手术（Latarjet）[9]。近期研究显示，小的 Hill-Sachs 损伤不需要手术，而大的 Hill-Sachs 损伤需要行 Remplissage 手术[10]。术后 3 个月开始做轻微体育运动，6 个月可以重返所有运动。

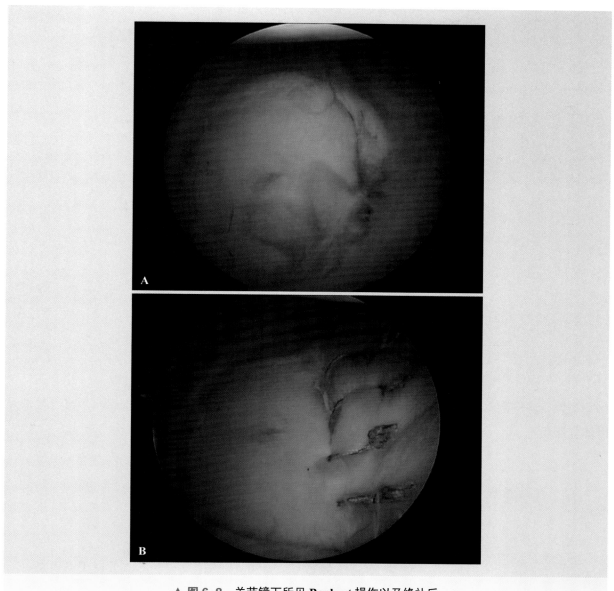

▲ 图 6-8　关节镜下所见 **Bankart** 损伤以及修补后
A. Bankart 损伤；B. 修补后

四、急性后脱位

急性盂肱关节后脱位占所有肩关节脱位的 2%～4%。对于运动员来说，直接的创伤、摔倒时压在伸出的手臂上或者癫痫发作都是后方脱位的原因。肩关节发生后脱位，肩部会出现异常的肌肉外形，手臂内旋和内收，手臂外旋受限是一个重要的体征。

后脱位在肩关节正位 X 线上容易漏诊（图 6-9）。肩关节侧位片有助于诊断，如有条件，最好做腋窝侧位片。

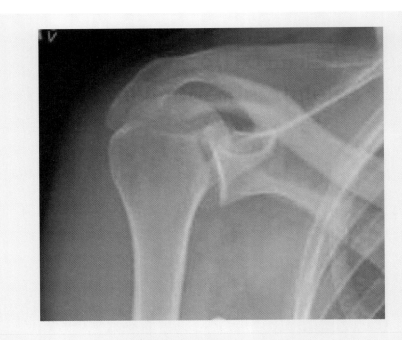

▲ 图 6-9　肩关节后脱位 X 线

复位方法一般在牵引上肢同时给予前向推力。复位后悬吊固定 2～3 周，3 个月后可开始低强度体育运动。

五、肩关节后向不稳

和急性后脱位一样，后向不稳发生率也很低。它的创伤机制和病理尚不明确，难以与其他疾病区分。

肩关节后向不稳定的主要病因是后下盂肱韧带的松弛、后方盂唇的损伤或者关节盂后倾过大。

后向肩关节不稳的主要症状是疼痛和捻发音。捻发音发生于上臂屈曲、内收和内旋时。和急性后脱位一样，半脱位通常在内收和内旋时发生，且多为复发性半脱位或不稳定的形式出现。而实际中许多患者的主诉是负重活动乏力，与真实的肩关节病理情况不一致。

恐惧试验可用于诊断肩关节后向不稳。

Jerk 试验

Jerk 试验是诊断肩关节后向不稳最重要的体征之一。患者肩关节屈 90°，水平内收，肘关节屈 90°，施加后向力量的同时肩关节内收内旋（图 6-10）。出现肱骨头后向平移或肩关节半脱位是阳性体征。

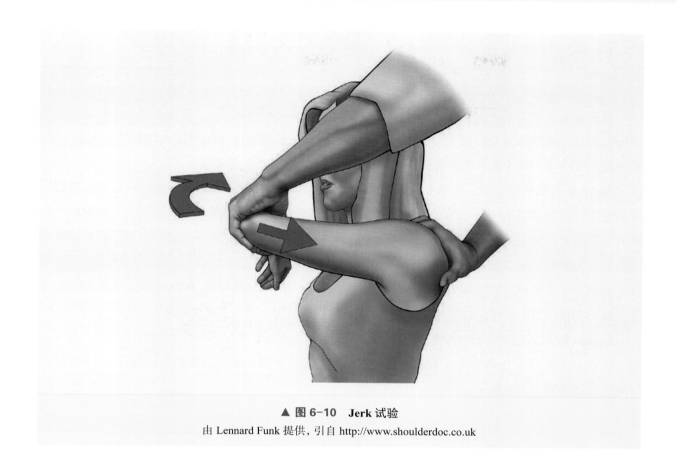

▲ 图 6-10　Jerk 试验

由 Lennard Funk 提供，引自 http://www.shoulderdoc.co.uk

肩关节前向不稳的查体试验也可用于后向不稳，如抽屉试验和 Sucks 试验也有助于判断后向不稳的方向性松弛。

如果经过 6 个月的保守治疗无效或在日常活动中有剧烈疼痛，手术治疗后向不稳是必要的。没有后向半脱位和疼痛情况下，患者就应开始后方肩袖和肌肉的系统康复。严重的反 Bankart 损伤首选关节镜手术修补，后方关节囊松弛的可行关节镜修补紧缩关节囊。一般情况下，重返运动时间和前向不稳康复方案相同，一般为 3 个月。

六、肩关节多向不稳

肩关节多向不稳是指在两个或两个以上方向出现半脱位或脱位。关节松弛症（Hyperlaxity）是多向不稳的主要原因，通常合并身体其他部位的普遍韧带松弛，但是在运动员中，反复的微小创伤可导致肩关节关节囊出现获得性松弛。中等程度的多向不稳可由关节盂发育不全、关节盂过度后倾、肌肉不平衡以及全身韧带一般性松弛引起。在运动人群中，肩关节多向不稳常见于那些过度运动和因反复过顶运动对肩关节造成损伤的人。

七、SLAP 损伤

肩关节上盂唇由前向后的损伤称为 SLAP 损伤，它由 Andrews 等[11] 首先描述。Andrews 报道了经常做过顶运动的运动员肩关节上盂唇靠近二头肌长头肌腱止点处的损伤。1990 年 Snyder 描述了一种关节内二头肌长头止点处撕裂，随后这些病变被命名为 SLAP 损伤。

SLAP 损伤的病理生理学涉及急性或慢性应力。肩部内收和伸展时的直接创伤或二头肌肌腱的突然牵拉可导致 SLAP 损伤。在运动员中的另一种重要的损伤机制是重复肱二头肌长头肌腱和上盂唇的复杂张力，使上盂唇向内侧移位，这就是所谓的剥皮机制。在一项尸体研究中，手臂的外展和外旋使上盂唇处于张力最高张力状态，并导致 SLAP 损伤。最近的研究报告指出，运动员在过顶投掷运动中由于手臂外旋增加和内旋减少，有发生较高 SLAP 损伤的风险，这种现象被称为关节盂内旋受限（GIRD）。SLAP 损伤和内撞击的产生是前关节囊松弛和后关节囊紧张所致。

Snyder 将 SLAP 损伤分为四型（图 6-11）：Ⅰ型为上盂唇纤维化和局灶性退行性改变；Ⅱ型为肱二头肌 - 上盂唇复合体从关节盂上完全分离，不稳定且有异常运动；Ⅲ型为桶柄样上盂唇撕裂；Ⅳ型为桶柄样的上盂唇撕裂并延伸到二头肌腱。

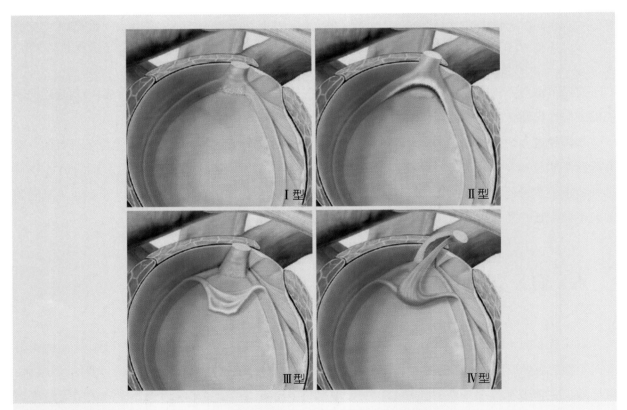

▲ 图 6-11　SLAP 损伤分型
由 Lennard Funk 提供，引自 http://www.shoulderdoc.co.uk

SLAP 损伤的患者在过头顶位推东西时感到疼痛，在手臂外展和外旋时感到捻发音。SLAP 损伤通常合并肩关节的其他损伤，因此诊断较为困难。O'Brien 试验和旋转应力试验（compression rotation test）对 SLAP 损伤诊断具有较高的敏感性。

1. O'Brien 试验 [12]

患者手臂屈曲 90°，肘关节完全伸直，内收约 15°。患者手臂内旋并抵抗检查者的向下压力（图 6-12）。然后前臂外旋至手掌向上重复试验。如果疼痛症状缓解，则该试验为阳性。

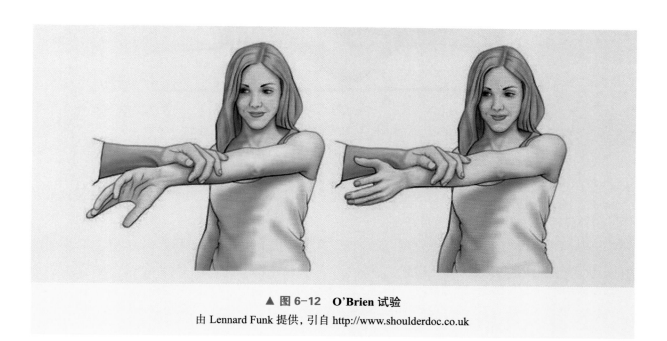

▲ 图 6-12　O'Brien 试验
由 Lennard Funk 提供，引自 http://www.shoulderdoc.co.uk

2. 旋转应力试验

患者平卧，下压并同时转动肩关节使盂唇卡压入肩关节（图 6-13）。

3. Speed 试验

患者上肢肘关节完全伸直，上臂置于 60° 屈曲位，手掌向上。患者用力做上肢前屈以抵抗检查者的阻力。

MR 关节造影，包括手臂外展和外旋的序列（ABER 序列）是检测 SLAP 损伤的最佳方法。荟萃分析显示它的总体敏感性为 0.87，特异性为 0.92[13]。

对于 SLAP 损伤的初始治疗应予以保守。内容包括避免引起疼痛的活动，使用非甾体抗炎药，拉伸后关节囊。如果患者经过 4 ～ 6 个月的康复治疗后仍然感到疼痛，则可以考虑手术治疗。SLAP 损伤的绝对手术指征尚未确定。对于 I 型损伤，做纤维的清创术已经足够了。对于 II 型损伤，在严格的适应证限制下，可以修补 SLAP 损伤。对于 III 型损伤，应该切除撕裂的盂唇瓣，但如果盂唇瓣只是不稳定，可以做盂唇修补。对于 IV 型损伤，应根据患者的年龄行二头肌肌腱切断术或肌腱固定术 [14]。

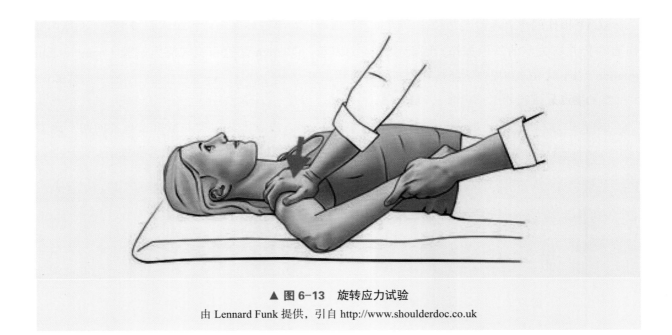

▲ 图 6-13 旋转应力试验
由 Lennard Funk 提供，引自 http://www.shoulderdoc.co.uk

术后使用悬吊带 3～4 周，并开始肩部活动范围的锻炼，避免肩部僵硬。患者应注意避免做肩外展和外旋动作，这可能损伤手术部位，同时必须进行内旋运动以松解后方紧张的关节囊。术后 6 周开始肩袖肌肉和三角肌的力量训练。近年来，大家开始重视肩胛周围肌群在 SLAP 损伤中的作用，因此增强肩胛骨周围肌群是必要的。术后 6 个月可重返全强度的体育活动。

问 答

1. 问：首次肩关节脱位需要手术吗？

答：这个问题尚有争议。对于首次肩关节脱位，建议保守治疗。但是，十几岁和二十几岁的年轻运动员在经历首次创伤性肩关节脱位后，有更大的再脱位倾向，这类人可以考虑手术治疗。

2. 问：哪种恐惧试验是诊断肩关节前向不稳的最佳方法？

答：没有一个单独的试验可以确诊盂唇撕裂或肩关节不稳。在做决定时，必须结合损伤机制、体格检查和影像学检查。

3. 问：remplissage 手术和 Latarjet 手术的手术指征有哪些？

答：一般来说，如果 Hill–Sachs 损伤和关节盂有咬合（即 off-track 型损伤），需要做 remplissage 手术。如果关节盂骨缺损超过 25%，需要做 Latarjet 手术。

4. 问：SLAP 损伤，手术真的有用吗？

答：SLAP 损伤的绝对手术指征尚未确定。手术治疗应谨慎进行。所有类型的 SLAP 损伤都应该从康复治疗开始。康复失败后，可考虑手术治疗。对于 I 型损伤，做纤维的清创术已经足够了。对于 II 型损伤，在严格的适应证限制下，可以修补 SLAP 损伤。对于 III 型损伤，应该切除撕裂的盂唇瓣，但如果盂唇瓣只是不稳定，可以做盂唇修补。对于 IV 型损伤，应根据患者的年龄行肱二头肌肌腱切断术或肌腱固定术。

5. 问：肩关节不稳的康复治疗有哪些？

答：通常我们可以使用弹性阻力带训练肩袖肌群和三角肌力量。另外，肩胛骨周围肌肉训练也很重要，重点是下斜方肌、菱形肌和前锯肌。

著者按

肩关节不稳的康复是一个高度专业的领域，特别是对于非创伤性不稳定。患有肌肉序列异常或心理因素的患者应在由拥有外科医生和理疗师组成的多学科团队的专业中心接受治疗。

参考文献

[1] Matsen FA, Harryman DT 2nd, Sidles JA. Mechanics of glenohumeral instability. Clin Sports Med. 1991;10(4):783–8.

[2] Gerber C, Nyffeler RW. Classification of glenohumeral joint instability. Clin Orthop Relat Res. 2002;400:65–76.

[3] Lewis A, Kitamura T, Bayley JIL. The classification of shoulder instability: new light through old windows. Curr Orthop. 2004;18:97–108.

[4] Amar E, Maman E, Khashan M, Kauffman E, Rath E, Chechik O. Milch versus Stimson technique for nonsedated reduction of anterior shoulder dislocation: a prospective randomized trial and analysis of factors affecting success. J Shoulder Elb Surg. 2012;21(11):1443–9.

[5] Hovelius L, Olofsson A, Sandström B, Augustini BG, Krantz L, Fredin H, Tillander B, Skoglund U, Salomonsson B, Nowak J, Sennerby U. Nonoperative treatment of primary anterior shoulder dislocation in patients forty years of age and younger. A prospective twenty-five-year follow-up. J Bone Joint Surg Am. 2008;90(5):945–52.

[6] Robinson CM, Howes J, Murdoch H, Will E, Graham C. Functional outcome and risk of recurrent instability after primary traumatic anterior shoulder dislocation in young patients. J Bone Joint Surg Am. 2006;88(11):2326–36.

[7] Grahame R. The revised (Brighton 1998) criteria for the diagnosis of benign joint hypermobility syndrome (BJHS). J Rheumatol. 2000;27:1777–9.

[8] Hobby J, Griffin D, Dunbar M, Boileau P. Is arthroscopic surgery for stabilisation of chronic shoulder instability as effective as open surgery? A systematic review and meta-analysis of 62 studies including 3044 arthroscopic operations. J Bone Joint Surg Br. 2007;89(9):1188–96.

[9] Zimmermann SM, Scheyerer MJ, Farshad M, Catanzaro S, Rahm S, Gerber C. Long-term restoration of anterior shoulder stability: a retrospective analysis of arthroscopic Bankart repair versus open latarjet procedure. J Bone Joint Surg Am. 2016;98(23):1954–61.

[10] Lazarides AL, Duchman KR, Ledbetter L, Riboh JC, Garrigues GE. Arthroscopic Remplissage for Anterior Shoulder Instability: A Systematic Review of Clinical and Biomechanical Studies. Arthroscopy. 2019;35(2):617–28.

[11] Andrews JR, Carson WG Jr, McLeod WD. Glenoid labrum tears related to the long head of the biceps. Am

J Sports Med. 1985;13(5):337–41.

[12] O'Brien SJ, Pagnani MJ, Fealy S, McGlynn SR, Wilson JB. The active compression test: A new and effective test for diagnosing labral tears and acromioclavicular joint abnormality. Am J Sports Med. 1998;26:610–3.

[13] Arirachakaran A, Boonard M, Chaijenkij K, Pituckanotai K, Prommahachai A, Kongtharvonskul J. A systematic review and meta-analysis of diagnostic test of MRA versus MRI for detection superior labrum anterior to posterior lesions type II-VII. Skelet Radiol. 2017;46(2):149–60. https://doi.org/10.1007/s00256-016-2525-1.

[14] Snyder SJ, Karzel RP, Del Pizzo W, Ferkel RD, Friedman MJ. SLAP lesions of the shoulder. Arthroscopy. 1990;6(4):274–9.

第 7 章　运动员肩胛盂骨缺损
Glenoid Bone Loss in Athletes

Deepak N. Bhatia　Joe F. De Beer　**著**

潘界恩　范国明　**译**

> **学习要点**
>
> ➤ 了解强对抗运动和过顶运动中运动员关节盂骨损伤的病因。
> ➤ 明确关节盂骨缺损的定性和定量测定技术。
> ➤ 了解临床检查和相关临床试验的作用。
> ➤ 概述关节盂骨缺损的治疗方法，特别是软组织手术，如盂唇成形术和 remplissage，以及骨性重建手术，如 Latarjet 和自体 / 同种异体骨重建。

一、概述

运动员肩关节前方不稳定往往伴随有不同程度的肱骨头和关节盂骨缺损。从事对抗性运动是一个高危因素，这些项目的运动员通常在最初受伤时就表现为明显的关节盂骨损伤。过去，Burkhart 和 De Beer[1] 首先定义了"显著性"骨缺损的含义，他们使用"咬合 Hill-Sachs"（engaging Hill-Sachs）和"倒梨形关节盂"（inverted-pear glenoid）这样的术语来描述显著的肱骨头和关节盂骨缺损。他们评估了对抗性运动员关节镜下软组织修复的结果，并报告对于存在明显骨性病变的运动员，其复发率达 80%。Sugaya 等 [2] 评估了 100 例复发性前方不稳定病例的肩胛盂边缘形态，发现 90% 的肩胛盂存在不同程度的骨缺损。

二、病因

复发性前脱位在运动员中很常见，这可能与年龄小、活动量大和潜在的损伤有关。一些富有攻击性、强对抗性和反复过顶的运动（如橄榄球、摔跤、柔道、综合格斗、健美、举重等）往往会导致高能量的创伤性肩关节脱位，继而导致严重的关节盂骨缺损[3]。相比之下，在非接触性运动中，运动员发生明显的关节盂骨缺损则较少，取而代之的是肩关节软组织损伤（如骨软骨损伤、肩关节盂唇撕裂等）的发生率较高。通过分析球场上运动员受伤的视频揭示了以下损伤机制：①摔倒导致的直接暴力作用于肩膀上，或当水平外展手臂时受到来自后方的暴力"直臂抱摔"（straight-arm tackle）；②运动员在向前摔倒时肘关节屈曲，肘部首先触地；当身体向前下落时，上臂受到向后作用力，会导致肩关节前脱位[3, 4]。与严重的关节盂骨缺损相关的其他情况包括脑震荡后的癫痫发作、赛车运动（如摩托车越野赛和山地自行车赛）及健身运动损伤。

三、病理

创伤性盂肱关节脱位可以导致肩胛盂和肱骨头不同程度的骨性结构和软组织损伤（图7-1）。

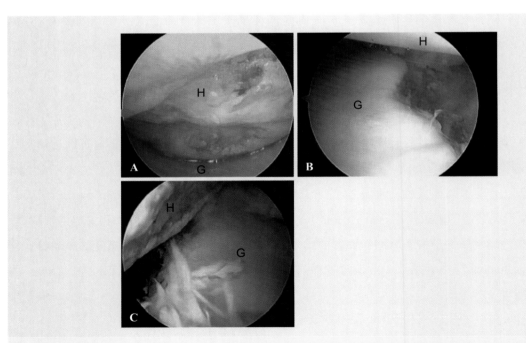

▲ 图 7-1　肩胛盂和肱骨头不同程度的骨性结构和软组织损伤

A. 巨大的肱骨头骨缺损（Hill-Sachs 损伤）；B. 可见明显的肩胛盂骨缺损，类似于"倒梨形"肩胛盂；C. 严重的肩胛盂骨缺损与肱骨头骨缺损相咬合"off-track"。G. 肩胛盂；H. 肱骨头关节盂骨缺损最常见于关节盂前缘（2:30—4:30 时钟位置），并可向下延伸至关节盂前下缘[5]，即时钟 6 点位置。通过测量术前影像和术中关节镜下测定，我们可以对关节盂骨缺损的程度进行可靠的定量分析。目前的观点认为[6, 7]，骨缺损超过关节盂总宽度的 25% 或关节盂长度的 19%～21% 被认为是"显著性骨缺损"。

此外，Sugaya 等[2] 描述了"关节盂骨折"（50%）和"关节盂磨损"（40%）两种类型的肩胛盂骨缺损，而 Bigliani 等[8] 报道认为撕脱性骨折、骨折不愈合、磨损造成的侵蚀这 3 种损伤会导致肩胛盂骨缺损。

肱骨头骨缺损（Hill-Sachs 损伤）的发生率占肩关节前向不稳病例的 65%～93%[9, 10]。目前，对于肱骨头显著性骨缺损的评定标准尚无统一定论，主流观点主要有病灶长度大于 4cm，病灶范围涉及肱骨头表面的 20%～25%，病灶体积超过 250～1000mm3[6, 11-14]。

"咬合"（engaging）的概念最早由 Burkhart 和 De Beer 提出，他们使用充气关节镜下动态观察来判断肱骨头骨缺损是否为"咬合性 Hill-Sachs"病变。同理，他们通过前上外入路观察和诊断典型的"倒梨形关节盂"，并将裸点作为解剖标志来量化关节盂骨缺陷的程度（图 7-1）[1, 15]。最近，Itoi 等提出了"肩胛盂轨迹"（Glenoid track）的观点来评估双相骨缺损。肩胛盂轨迹是指盂肱关节运动从初始到结束整个过程中肩胛盂与肱骨头的接触区域的范围，在尸体研究中肩胛盂轨迹的平均范围相当于关节盂宽度的 84%，在活体的肩关节相当于关节盂宽度的 83%[6, 7]。基于这一概念，Di Giacomo 等[16] 将 Hill-Sachs 损伤分为"on-track"和"off-track"。

肩关节前方不稳定导致的肩胛盂骨缺损也可能与软组织损伤有关。Arrigoni 等[17] 报道，在相关病例中 73% 的患者伴有明显的关节盂骨缺损改变，并合并有上方和后方盂唇撕裂、游离体、肩袖撕裂和软骨软化等病理改变。作者建议在行 Latarjet 重建手术前应行关节镜检查并处理相关的病变。Bhatia 和 DasGupta[18] 报道了在肩胛盂显著骨缺损的患者中 11% 的病例合并有肱骨侧盂肱韧带撕裂（HAGL），并介绍了一种避开肩胛下肌腱的双窗口法来同时实施 Latarjet 和 HAGL 修复手术。Bernhardson 等[19] 评估了前盂唇韧带复合体骨膜脱套撕裂伤（ALPSA）和关节盂骨缺损之间的关系，他们发现合并有 ALPSA 损伤的肩关节前方不稳定患者，其关节盂骨缺损的量几乎是单纯 Bankart 撕裂（无 ALPSA 损伤）患者的 2 倍。

四、诊断

每位肩关节前方不稳定的运动员均应该怀疑并评估是否有明显的关节盂骨缺损。评估明显的关节盂骨缺损患者的临床指征主要通过病史和体格检查来确定，包括：①频繁且容易发生的肩关节脱位；②睡眠中出现肩关节脱位；③高能量创伤性脱位；④既往行稳定性手术失败；⑤"骨性恐惧试验"阳性[20, 21]。

相关的肩部伴随病变也应通过临床体格检查评估，如肩袖的完整性、是否伴有肩关节后向不稳定、SLAP 损伤和肱二头肌长头腱病变及肩锁关节病变。

详细的影像学检查是评估盂唇撕裂程度和量化肱骨头及关节盂骨缺损的必要条件。放射线检查可有效评估肩关节不稳定情况（表 7-1），包括：①肩胛骨正位片；② Garth 位片；③ Bernageau 位片；④肩外旋肩胛骨正位片[22, 23]。

表 7-1 评估肩胛盂和肱骨头骨缺损的常用 X 线检查

X 线投照方式	骨缺损评估情况
肩胛骨正位片（Grashey 位片）	LSGL 征阳性（肩胛盂前缘骨硬化带消失）
上下 45° 倾斜位片（Garth 位片）	肩胛盂前下方骨块情况
Bernageau 位片	肩胛盂下方轮廓及 Hill-Sachs 损伤
肩外旋肩胛骨正位片	严重的 Hill-Sachs 损伤

MRI 及 MR 关节造影可以显示骨病变情况及相关软组织病变，如盂唇撕裂、HAGL 损伤、肩袖撕裂、骨挫伤、软骨损伤等。骨缺损程度也可以通过 MRI 精确量化评估，包括 MRI 平扫和 MR 关节造影[24]。CT 扫描三维重建亦可通过多种方法评估骨缺损的情况[2, 25-28]（表 7-2）（图 7-2）。

表 7-2 常用的肩胛盂骨缺损放射测量方法

骨缺损测量方法	技 术
单边圆法（Chuang 等，Sugaya 等）	在三维重建的肩胛盂模型上，沿肩胛盂下缘画一个合适的圆，测量关节盂缺损的长度（mm）或面积（mm²）
双边圆法（Pico 法，Baudi 等）	沿健侧（正常对照）三维重建肩胛盂下缘画一个合适的圆，通过计算机算出其面积，将此圆叠加在患侧肩胛盂上，即可算出骨缺损面积
裸区计算法（Sugaya 等）	在 CT 影像中交叉画线测量裸区面积，并计算裸区到肩胛盂前后缘的距离

关节镜检查对关节盂骨缺损的评估是基于对"倒梨形"关节盂的测量，动态充气关节镜检查在外展及外旋肩关节时评估咬合情况是有用的，以裸点为参照，可直接量化测定骨缺损的情况[28, 29]（图 7-3）。

五、治疗

肩关节骨性不稳定患者建议手术治疗，目标是使运动员恢复到受伤前的过顶运动和身体对抗水平。手术方式的选择是基于骨缺损的放射定量评估和 ISIS 评分系统（Instability Severity Index Score，不稳定严重程度指数评分）的结合[29, 30]。手术治疗的关键是防止肱骨头骨缺损与关节盂骨

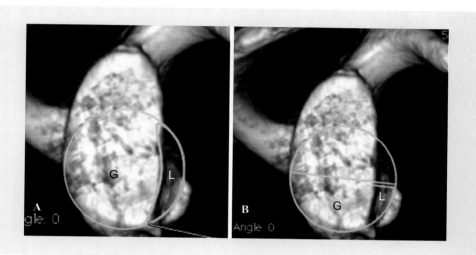

▲ 图 7-2　图中所示为运用三维 CT 图像单边圆法测量肩胛盂骨缺损
A. 显示缺损面积；B. 显示关节盂骨性缺损长度。G. 肩胛盂；L. 下盂唇

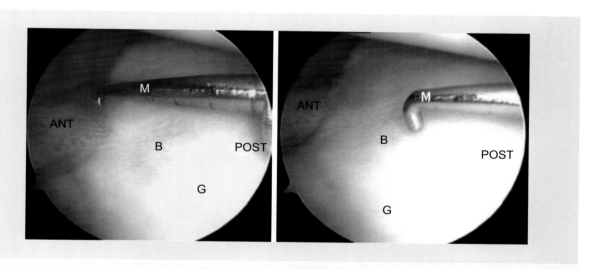

▲ 图 7-3　关节镜下骨缺损测量方法
用探针（M）先测量关节盂前缘（ANT）和裸点（B）之间的直线距离，然后测量关节盂后缘（POST）和裸点之间的直线距离，两者测差即代表关节盂骨缺损。G. 肩胛盂

缺损的咬合，并尽量使关节盂轨迹恢复正常（表 7-3）。肩关节骨性不稳定可通过软组织重建（如关节镜下盂唇成形术 ±Remplissage 手术）或重建完整的关节盂弧（如 Latarjet 手术、髂骨移植）来实现[29, 31-40]（图 7-4 和图 7-5）。

Di Giacomo 等[16] 研究了一种治疗方式，为所有前方不稳定（包括双侧骨缺损和没有双侧骨缺损）的患者制定了特定的手术标准。他们建议关节盂骨缺损小于 25%，伴有咬合及 "off-track" 的病变可以通过关节镜下盂唇重建加 Remplissage 手术来治疗；反之，关节盂骨缺损大于 25%，伴有咬合及 "off-track" 的病变可以用 Latarjet 手术治疗。其他伴随的相关病损可通过关节镜评估，同时行关节镜下或联合微创小切口来治疗[17, 41]。

表 7-3　不同作者治疗运动员骨性不稳定的手术技术

手术技术	简　介
盂唇成形术[29]	调整关节囊盂唇复合体张力，使肩胛盂前缘再形成盂唇隆起
Remplissage 手术[31, 32]	将冈下肌腱和后方关节囊固定于 Hill-Sachs 缺损内
小切口 Latarjet 手术[33]	小切口经肩胛下肌腱入路，将喙突及联合腱转位固定于肩胛盂前缘
小切口关节盂弧 Latarjet 重建术[1, 34]	小切口经肩胛下肌腱入路，将喙突及联合腱转位，翻转喙突骨块，使喙突骨块下表面沿关节盂前缘关节面固定，并修复关节囊
关节镜辅助下 Latarjet 手术[35]	关节镜辅助下将喙突及联合腱转位固定于肩胛盂前缘
关节镜辅助下 Latarjet 手术 + 关节囊修补术[36]	关节镜辅助下将喙突及联合腱转位固定于肩胛盂前缘，并修复关节囊
关节镜辅助或切开骨移植术[37, 38]	自体髂骨移植或同种异体骨软骨移植（胫骨远端）重建术

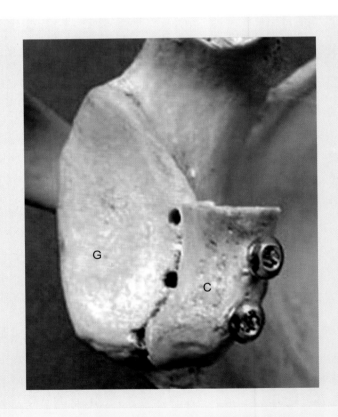

▲ 图 7-4　喙突转位关节盂弧重建术骨模型
G. 肩胛盂；C. 喙突

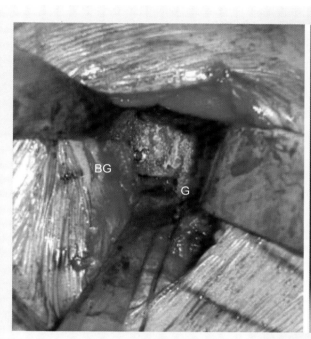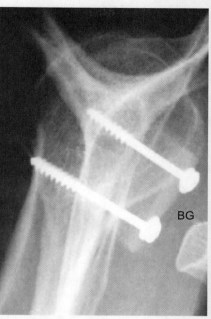

▲ 图 7-5　髂骨移植重建术，X 线平片显示骨块的位置，并用 2 枚螺钉固定
G. 肩胛盂；BG. 骨移植

六、预后

Burkhart 和 De Beer[1] 首次报道了 194 例肩关节不稳患者（其中 101 例从事对抗性运动的运动员）行关节镜下 Bankart 修复术的结果。他们发现有明显骨缺损的患者肩关节不稳复发率达 67%，而没有明显骨缺损的患者其复发率只有 4%。对于从事对抗性运动的运动员，即使没有明显的骨缺损，亦有 6.5% 的复发率，若合并有明显骨缺损，其复发率达 89%，基于此作者总结如下：①没有明显骨缺损的病例，关节镜下 Bankart 修补术和切开 Bankart 修补术效果相当；②合并明显骨缺损的病例，关节镜下 Bankart 修补术不作首选；③从事对抗性运动的运动员，若没有合并结构性骨缺损可行关节镜下 Bankart 修补术，若合并明显骨缺损需行植骨重建手术；④对于有明显关节盂骨缺损的患者应考虑行 Latarjet 手术。

Burkhart 等 [42] 对 102 例肩关节不稳定伴有关节盂骨缺损≥ 25%，或合并咬合 Hill-Sachs 病变的患者行改良 Latarjet 手术治疗，经平均 59 个月的随访，发现此类患者的复发率为 4.9%，从而印证了他们之前的建议，即采用 Latarjet 手术重建关节盂前方的骨缺损。

De Beer 等 [43] 最近报道了经关节盂全弧（congruent-arc）Latarjet 重建手术后，89% 的患者恢复到伤前的运动水平，无复发不稳定病例，并发症发生率为 7%。

Wolf 和 Arianjam[31] 对 55 例关节盂骨缺损＜ 25%，且合并咬合性 Hill-Sachs 病变的患者行关节镜下软组织修复手术（Bankart 修补 + Remplissage），经平均 58 个月随访，复发性不稳定发生率为 4.4%。

Kraus 等 [44] 报道了在全关节镜下应用三皮质自体髂骨植骨技术解剖重建肩胛盂治疗前方不稳定患者，取得了良好的早期临床效果。

Dumont 等报道关节镜下 Latarjet 手术治疗后，经至少 5 年的随访，WOSI（西安大略肩关节不稳指数）评分良好，1.6% 的患者出现肩关节复发不稳定。

问　答

1. 问：肩胛盂和肱骨头骨缺损的发生率是多少？

答：不同程度的关节盂骨缺损发生率约 90%。前方不稳定病例中肱骨头骨缺损（Hill-Sachs 病变）的发生率为 65%～93%。

2. 问：从事哪些运动的运动员易发生骨性不稳定？

答：从事攻击性的、强对抗性的和过顶运动的运动员（如英式橄榄球、摔跤、柔道、综合格斗、健美、举重）易导致高能量的创伤性肩关节脱位，通常有很高的严重骨缺损发生率。其他与严重关节盂骨缺损相关的情况包括脑震荡后的癫痫发作、赛车运动（如摩托车越野赛和山地自行车赛）及健身运动损伤。

3. 问：肩关节不稳定状态下提示骨缺损的临床预警信号有哪些？

答：①频繁且容易发生的肩关节脱位；②睡眠中出现肩关节脱位；③高能量创伤性脱位；④既往行稳定性手术失败；⑤"骨性恐惧试验"阳性。

4. 问：用于评估骨性不稳定性的影像学检查方法有哪几种？

答：① Grashey 位片（肩胛骨正位片）；② Garth 位片；③ Bernageau 位片；④肩外旋肩胛骨正位片。

5. 问：软组织修复手术的适应证是什么？

答：on-track+Hill-Sachs 损伤（无咬合）或 off-track+ Hill-Sachs 损伤（咬合）+ ＜ 25% 关节盂骨缺损。

6. 问：骨重建手术的适应证是什么？

答：off-track+ Hill-Sachs 损伤（咬合）+ ＞ 25% 关节盂骨缺损。

参考文献

[1] Burkhart SS, De Beer JF. Traumatic glenohumeral bone defects and their relationship to failure of arthroscopic Bankart repairs: significance of the inverted-pear glenoid and the humeral engaging Hill-Sachs lesion. Arthroscopy. 2000;16(7):677–94.

[2] Sugaya H, Moriishi J, Dohi M, Kon Y, Tsuchiya A. Glenoid rim morphology in recurrent anterior glenohumeral instability. J Bone Joint Surg Am. 2003;85-A(5):878–84.

[3] De Beer J, Bhatia DN. Shoulder injuries in rugby players. Int J Shoulder Surg. 2009;3(1):1–3.

[4] Longo UG, Huijsmans PE, Maffulli N, Denaro V, De Beer JF. Video analysis of the mechanisms of shoulder dislocation in four elite rugby players. J Orthop Sci. 2011;16(4):389–97.

[5] Saito H, Itoi E, Sugaya H, Minagawa H, Yamamoto N, Tuoheti Y. Location of the glenoid defect in shoulders with recurrent anterior dislocation. Am J Sports Med. 2005;33(6):889–93.

[6] Itoi E, Yamamoto N, Kurokawa D, Sano H. Bone loss in anterior instability. Curr Rev Musculoskelet Med. 2013;6(1):88–94.

[7] Yamamoto N, Itoi E, Abe H, Minagawa H, Seki N, Shimada Y, Okada K. Contact between the glenoid and the humeral head in abduction, external rotation, and horizontal extension: a new concept of glenoid track. J Shoulder Elb Surg. 2007;16(5):649–56.

[8] Bigliani LU, Newton PM, Steinmann SP, Connor PM, McIlveen SJ. Glenoid rim lesions associated with recurrent anterior dislocation of the shoulder. Am J Sports Med. 1998;26(1):41–5.

[9] Spatschil A, Landsiedl F, Anderl W, et al. Posttraumatic anteriorinferior instability of the shoulder: arthroscopic findings and clinical correlations. Arch Orthop Trauma Surg. 2006;126(4):217–22.

[10] Yiannakopoulos CK, Mataragas E, Antonogiannakis E. A comparison of the spectrum of intra-articular lesions in acute and chronic anterior shoulder instability. Arthroscopy. 2007;23(9):985–90.

[11] Buhler M, Gerber C. Shoulder instability related to epileptic seiz- ures. J Shoulder Elb Surg. 2002;11:339–44.

[12] Hardy P. Bony lesions influence on the result of the arthroscopic treatment of gleno-humeral instability. Symposium: shoulder instability limits of arthroscopic surgery: bone deficiency, shrink- age, acute instability. Read at 5th International Society of Arthroscopy, Knee Surgery and Orthopaedic Sports Medicine Congress, Auckland, March 10–14, 2003.

[13] Miniaci A, Berlet G. Recurrent anterior instability following failed surgical repair: allograft reconstruction of large humeral head defects. J Bone Joint Surg Br. 2001;83(Suppl 1):19–20.

[14] Voos JE, Livermore RW, Feeley BT, et al. Prospective evaluation of arthroscopic Bankart repairs for anterior instability. Am J Sports Med. 2010;38(2):302–7.

[15] Burkhart SS, De Beer JF, Tehrany AM, Parten PM. Quantifying glenoid bone loss arthroscopically in shoulder instability. Arthroscopy. 2002;18(5):488–91.

[16] Di Giacomo G, Itoi E, Burkhart SS. Evolving concept of bipolar bone loss and the Hill-Sachs lesion: from "engaging/non-engaging" lesion to "on-track/off-track" lesion. Arthroscopy. 2014;30(1):90–8.

[17] Arrigoni P, Huberty D, Brady PC, Weber IC, Burkhart SS. The value of arthroscopy before an open modified latarjet reconstruction. Arthroscopy. 2008;24(5):514–9.

[18] Bhatia DN, DasGupta B. Surgical treatment of significant glenoid bone defects and associated humeral avulsions of glenohumeral ligament (HAGL) lesions in anterior shoulder instability. Knee Surg Sports Traumatol Arthrosc. 2013;21(7):1603–9.

[19] Bernhardson AS, Bailey JR, Solomon DJ, Stanley M, Provencher MT. Glenoid bone loss in the setting of an anterior labroligamentous periosteal sleeve avulsion tear. Am J Sports Med. 2014;42(9):2136–40.

[20] Bushnell BD, Creighton RA, Herring MM. Bony instability of the shoulder. Arthroscopy. 2008;24(9):1061–73.

[21] Bushnell BD, Creighton RA, Herring MM. The bony apprehension test for instability of the shoulder: a prospective pilot analysis. Arthroscopy. 2008;24(9):974–82.

[22] Edwards TB, Boulahia A, Walch G. Radiographic analysis of bone defects in chronic anterior shoulder instability. Arthroscopy. 2003;19(7):732–9.

[23] Jankauskas L, Rüdiger HA, Pfirrmann CW, Jost B, Gerber C. Loss of the sclerotic line of the glenoid on anteroposterior radiographs of the shoulder: a diagnostic sign for an osseous defect of the anterior glenoid rim. J Shoulder Elb Surg. 2010;19(1):151–6.

[24] Markenstein JE, Jaspars KC, van der Hulst VP, Willems WJ. The quantification of glenoid bone loss in anterior shoulder instability; MR-arthro compared to 3D-CT. Skelet Radiol. 2014;43(4):475–83.

[25] Baudi P, Righi P, Bolognesi D, Rivetta S, Rossi Urtoler E, Guicciardi N, Carrara M. How to identify and calculate glenoid bone deficit. Chir Organi Mov. 2005;90:145–52.

[26] Chuang TY, Adams CR, Burkhart SS. Use of preoperative threedimensional computed tomography to quantify glenoid bone loss in shoulder instability. Arthroscopy. 2008;24:376–82.

[27] Magarelli N, Milano G, Sergio P, Santagada DA, Fabbriciani C, Bonomo L. Intra-observer and interobserver reliability of the 'Pico' computed tomography method for quantification of glenoid bone defect in anterior shoulder instability. Skelet Radiol. 2009;38(11):1071–5.

[28] Sugaya H, Kon Y, Tsuchiya A. Arthroscopic repair of glenoid fractures using suture anchors. Arthroscopy. 2005;21:635.

[29] Bhatia DN, De Beer JF. Management of anterior shoulder instability without bone loss: arthroscopic and mini-open techniques. Should Elb. 2011;3:1–7.

[30] Balg F, Boileau P. The instability severity index score. A simple preoperative score to select patients for arthroscopic or open shoulder stabilisation. J Bone Joint Surg Br. 2007;89(11):1470–7.

[31] Wolf EM, Arianjam A. Hill-Sachs remplissage, an arthroscopic solution for the engaging Hill-Sachs lesion: 2- to 10-year follow-up and incidence of recurrence. J Shoulder Elb Surg. 2014;23(6):814–20.

[32] Bhatia DN. Double-barrel remplissage: an Arthroscopic all–intraarticular technique using the double-barrel knot for anterior shoulder instability. Arthrosc Tech. 2015;4(1):e65–70. https://doi.org/10.1016/j.eats.2014.11.006.

[33] Young AA, Maia R, Berhouet J, Walch G. Open latarjet procedure for management of bone loss in anterior instability of the glenohumeral joint. J Shoulder Elb Surg. 2011;20(2 Suppl):S61–9.

[34] De Beer JF, Roberts C. Glenoid bone defects--open latarjet with congruent arc modification. Orthop Clin North Am. 2010;41(3):407–15.

[35] Dumont GD, Fogerty S, Rosso C, Lafosse L. The arthroscopic latarjet procedure for anterior shoulder instability: 5-year minimum follow-up. Am J Sports Med. 2014;42(11):2560–6.

[36] Bhatia DN. Arthroscopic latarjet and capsular shift (ALCS) procedure: a new "freehand" technique for anterior shoulder instability associated with significant bone defects. Tech Hand Up Extrem Surg. 2014; 19(1):11–7.

[37] Haaker RG, Eickhoff U, Klammer HL. Intraarticular autogenous bone grafting in recurrent shoulder dislocations. Mil Med. 1993;158:164–9.

[38] Taverna E, D'Ambrosi R, Perfetti C, Garavaglia G. Arthroscopic bone graft procedure for anterior inferior glenohumeral instability. Arthrosc Tech. 2014;3(6):e653–60.

[39] Provencher MT, Ghodadra N, LeClere L, Solomon DJ, Romeo AA. Anatomic osteochondral glenoid reconstruction for recurrent glenohumeral instability with glenoid deficiency using a distal tibia allograft. Arthroscopy. 2009;25:446–52.

[40] Warner JJ, Gill TJ, O'hollerhan JD, Pathare N, Millett PJ. Anatomical glenoid reconstruction for recurrent anterior glenohumeral instability with glenoid deficiency using an autogenous tricortical iliac crest bone graft. Am J Sports Med. 2006;34:205–12.

[41] Bhatia DN. Dual-window subscapularis-sparing approach: a new surgical technique for combined reconstruction of a glenoid bone defect or bankart lesion associated with a HAGL lesion in anterior shoulder instability. Tech Hand Up Extrem Surg. 2012;16(1):30–6.

[42] Burkhart SS, De Beer JF, Barth JR, Cresswell T, Roberts C, Richards DP. Results of modified Latarjet reconstruction in patients with anteroinferior instability and significant bone loss. Arthroscopy. 2007;23(10):1033–41.

[43] De Beer JF, et al. Evaluation of functional outcomes and complications following modified Latarjet reconstruction in athletes with anterior shoulder instability. Should Elb. 2015;7(3):168–73.

[44] Kraus N, Amphansap T, Gerhardt C, Scheibel M. Arthroscopic anatomic glenoid reconstruction using an autologous iliac crest bone grafting technique. J Shoulder Elb Surg. 2014;23(11):1700–8.

第8章　肩锁关节损伤
Acromioclavicular Joint Injuries

Lennard Funk　Mohamed A. Imam　**著**

李　金　孙哲思　**译**

> 学习要点
>
> ➢ 在许多不同的运动中，肩锁关节损伤都很常见。
>
> ➢ 损伤的分类在学术界尚存在争议。因此，不应仅根据损伤的程度做出手术决定。
>
> ➢ 除了做手臂过顶运动的运动员外，大多数患者都可以通过保守的方式处理。
>
> ➢ 手术重建应符合解剖学、生物学特点，并且有足够强度以允许早期康复。
>
> ➢ 在大多数情况下，并发症发生率低，可以早日恢复运动，取得良好的效果。

一、概述

肩锁关节损伤（acromioclavicular joint injuries，ACJ）是一种常见的急性和慢性运动损伤。这一高发病率导致超过 100 种外科技术被报道应用于治疗。肩锁关节的解剖结构属于弹性关节，能够在被破坏前抵抗大量的力。肩锁关节也是身体中为数不多的主要关节之一，此处脱位通常不需要干预就可以得到治疗。在本章中，我们将回顾肩锁关节的解剖学和生物力学，以及评估、诊断和不同的治疗方案，包括治疗各种肩锁关节损伤的首选方案。

二、解剖学和生物力学

为了更好地治疗肩锁关节损伤，必须了解关节的解剖和生物力学，以便应用基本的处理原则。了解这些基本原则将使医疗保健提供者能够评估各种临床表现，并针对特定患者的疾病和需求定制治疗方案。

肩锁关节是一个强健的双关节，是连接锁骨到肩胛骨的滑膜关节，关节内有纤维软骨盘。它有两种类型的盘：完全盘和部分盘（半月板）。软骨盘经历了快速退化，40岁后基本上不再起作用[1-4]。1946年，Urist对肩锁关节的解剖和支持性韧带结构进行了首次描述[5]，随后1963年的DePalma[6]也进行了描述。

肩锁关节的稳定分为动态稳定和静态稳定[7, 8]。动态稳定结构包括跨关节的肌肉（三角肌和斜方肌），提供动态悬吊支撑。静态稳定结构包括肩锁韧带（acromioclavicular，AC）、喙锁韧带（coracoclavicular，CC）、三角肌斜方肌筋膜和关节囊（表8-1和图8-1）。

表8-1 肩锁关节稳定结构

	组 件	稳定方向
肩锁韧带	包括上、下、前、后韧带，上韧带最强，后韧带次之	水平稳定性
喙锁韧带	斜方和锥形韧带	垂直稳定性
	距锁骨外侧端 < 2cm 的斜方韧带	水平稳定性和垂直稳定性
	锁骨后外侧端 3.2cm 处的锥形韧带	垂直稳定性
其他	三角肌斜方肌筋膜和关节囊	水平稳定性和垂直稳定性

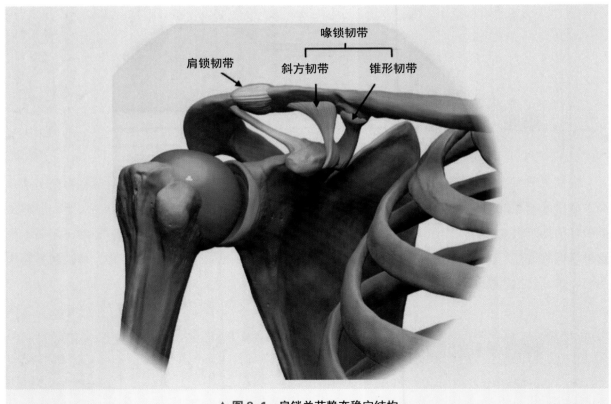

▲ 图 8-1 肩锁关节静态稳定结构

由 Lennard Funk 提供，引自 http://www.shoulderdoc.co.uk

在韧带撕裂的情况下，动态稳定的重要性增加。

喙锁韧带复合体由圆锥韧带和斜方韧带组成。它们非常强壮，抗拉强度超过 800N。锁骨下表面喙锁韧带的解剖标志和等长点已经被很好地描述过了 [9-11]。斜方韧带离锁骨远端的平均距离为 14.7mm，圆锥韧带为 32.1mm。喙锁韧带的起始点在男女之间不同，但是起始点与锁骨长度的比例保持不变 [11]。

生物力学研究表明，肩锁关节关节囊和韧带是锁骨向后移位和向后轴旋转的主要限制因素 [4]。其他研究证实，肩锁韧带和关节囊提供了大部分的前后（水平）稳定性，而喙锁韧带提供了很大比例的上下（垂直）稳定性 [5]。斜方韧带是肩锁关节轴向载荷的主要约束。肩锁关节韧带负责 90% 的抗后负荷力，但也提供一些垂直和旋转的稳定性。任何一个结构的损伤都不能明确预测不稳定的类型或方向。静态约束的损伤不是孤立发生的，因此不太可能发生单向不稳定。这说明了复杂的三维稳定性和重建肩锁和喙锁韧带的重要性。福田等 [4] 申明，"如果以肩锁关节损伤后最大强度的愈合为目标，则应允许所有韧带参与愈合过程"。

肩锁关节是锁骨和肩胛骨之间的枢纽，拥有一个复杂的运动模式，至今人们还未完全了解。锁骨向后旋转 40°～ 50°，肩关节抬高，肩锁关节可以旋转 8°；其余旋转来自肩胛骨旋转和胸锁关节运动，可有 5°～ 8° 的旋转，与肩胛骨一致，肩锁关节可以向前仰角和外展至 180° [3, 12-14]。因此，肩锁关节损伤被认为是肩胛骨疾病 [15]。

科德曼很好地描述了肩锁关节的运动："我已经得出结论，肩锁关节确实很少运动，但这种运动可能发生在许多不同的平面上。它的表面滑动一点，旋转一点，分开一点，在某种程度上就像铰链一样。" [16] 他强调了完整的肩锁关节对肩胛骨运动与手臂部运动同步耦合的重要性，肩胛骨韧带引导这一耦合运动。肩锁关节不应通过融合（螺钉、板、销）或喙锁螺钉固定；如果使用这些植入物，其就会失去运动，限制肩部功能，或者由于肩胛骨运动和手臂抬高时锁骨的强制性耦合，内固定可能最终失效。Gumina 等 [15] 的研究发现，在 71% 的患者中，长期的 Ⅲ 型肩锁关节损伤导致肩胛骨运动障碍；58% 的患者有病态肩胛骨综合征（肩胛骨错位、内侧下缘突出、喙突疼痛和错位、肩胛骨运动障碍）。他们认为运动障碍是由于肩锁关节失去功能，不再是肩带的稳定支点。

三、损伤机制

肩锁关节位于皮下，没有大的肌肉保护。肩锁关节更容易受伤，因为胸锁关节非常稳定。直接和间接创伤都可导致肩锁关节损伤。大多数肩锁关节损伤是由于手臂处于内收位置，作用力落在肩关节点上，导致肩锁/肩胛骨受到向下和向前的压迫，锁骨相对向上移位，造成肩锁关节直接创伤（图 8-2）。正如 Codman 最初描述的那样，肩锁韧带和喙锁韧带依次撕裂，肩锁关节受损，三角肌斜方肌筋膜或斜方肌断裂。间接损伤也可以发生在内收伸直的手上，此时肱骨向上推至肩峰 [17]。

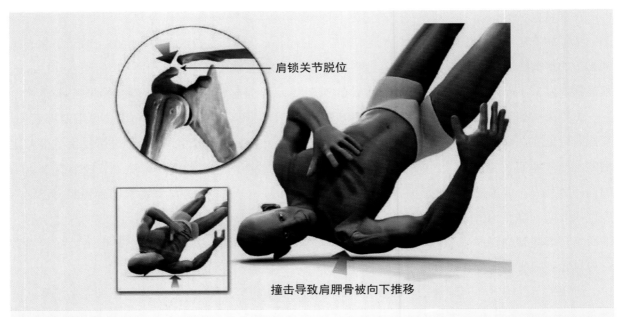

肩锁关节脱位

撞击导致肩胛骨被向下推移

▲ 图 8-2　肩锁关节脱位

肩锁关节脱位最常见的机制，与肩膀着地有关。肩胛骨被压在下前方，锁骨向上后方相对移位（由 Lennard Funk 提供，引自 http://www.shoulderdoc.co.uk）

四、肩锁关节损伤分类

1917 年，Cadenat[18] 首先描述了肩锁关节脱位的机制及其典型的临床特征。他解释了从肩锁韧带断裂到喙锁韧带断裂，最后累及三角肌、斜方肌和筋膜的连续性损伤。这为以后的肩锁关节损伤分类奠定了基础。

最常用的分类是 Allman 和 Tossy 分类[19, 20]，他们将肩锁关节损伤分为 Ⅰ、Ⅱ 和 Ⅲ 型。1998 年，Rockwood 建议对该分类进行修改，增加Ⅳ、Ⅴ 和Ⅵ型，成为目前全球广泛使用的分类。随着肩锁关节周围软组织破坏程度的增加，分级基本上呈上升趋势（表 8-2）（图 8-3）。

表 8-2　肩锁关节损伤的 Rockwood 分型（6 型）

Ⅰ型	肩锁关节扭伤
Ⅱ型	肩锁半脱位伴完整喙锁韧带（完整）
Ⅲ型	肩锁关节脱位伴喙锁韧带断裂
Ⅳ型	锁骨向上后方脱位
Ⅴ型	肩锁关节脱位分离达 100%～300%
Ⅵ型	肩锁关节脱位，锁骨移位至喙突下

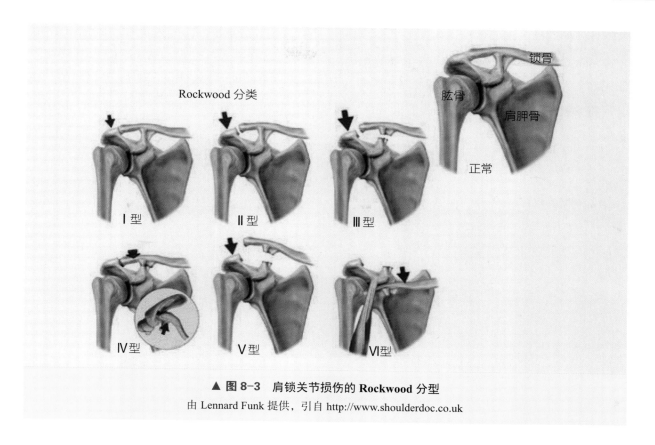

▲ 图 8-3 肩锁关节损伤的 Rockwood 分型
由 Lennard Funk 提供，引自 http://www.shoulderdoc.co.uk

　　大多数医生使用普通 X 线对肩锁关节脱位进行分型，但这已被证明是不可靠的分型方法[21]。虽然双侧全景数字比较测量在确定垂直位移程度方面更为准确，但摄片的视觉评估依旧不可靠[22]。即使增加了 3D-CT 扫描，分类系统在观察者间和观察者内的可靠性也很差[23]。在临床和放射学检查结果中增加 MRI 扫描，可以提高准确性[24]。

　　2014 年，ISAKOS 上肢委员会发布了一份共识文件，使得 Rockwood 分型多元化[25]。他们认为肩锁关节损伤的主要问题是肩胛骨疾病，重点是肩锁关节不稳定，并且认为缺乏足够的信息来确定哪些更适合进行外科干预的影响因素。根据经验和专业知识，他们将有争议的Ⅲ型损伤分为ⅢA 型和ⅢB 型，在伤后 3 ～ 6 周复查时，ⅢA 为功能性稳定，ⅢB 为功能性不稳定。稳定性基于许多临床因素，包括持续的疼痛（通常在肩峰前区、肩袖和肩胛内侧区）、肩袖测试出现力量减弱、屈曲和外展运动范围减小以及观察到明显的肩胛骨运动障碍。特殊的放射学视图（例如交叉体应力视图）可提供一些客观信息。

五、临床检查

　　完全性肩锁关节损伤（Ⅲ～Ⅳ级）临床表现明显，伴随典型畸形（图 8-4）。这些可能是"锁定"的，不可还原，因为锁骨范围超过肩峰。"锁定"脱位可能不允许肩胛骨完全移位，从而导致锁骨外侧端抬升的高度有限（图 8-5）。如果是Ⅲ型，那么这些很可能成为ⅢB 型脱位。然而，一些完全脱位可能是不稳定的，但很容易复位。我们称之为"震惊"脱位，或 ISAKOS 分类中的ⅢA 型。V 型脱位和Ⅲ型脱位都表现为这样。因此，我们更倾向于将损伤的生物力学描述为"锁定"和"震惊"，因为这比单独评估垂直移位程度具有更好的功能可预测性，并且有利于损伤程度的管理。

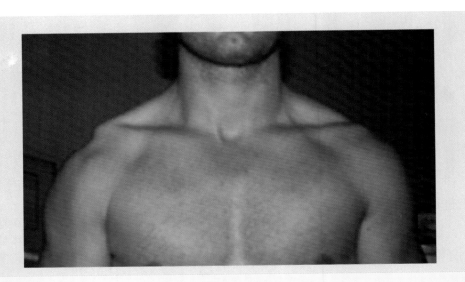

▲ 图 8-4 肩锁关节完全脱位

右肩胛骨和手臂下垂，肩锁关节完全脱位，此时锁骨保持在同一水平面上

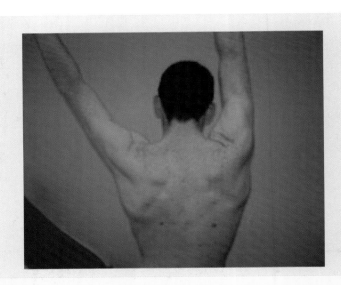

▲ 图 8-5 "锁定"脱位

肩胛骨在锁骨下"锁定"，导致左肩抬高受限，从而限制肩胛骨和盂肱关节的抬高

其他脱位临床表现不太明显，不符合标准分类（Ⅱ型）。临床上可以通过让患者把手臂内收在胸前交叉来诊断。

这个动作加重了损伤，使锁骨上下移位。标准 X 线平片可能正常，但内收 X 线平片可显示畸形。

患侧锁骨也应评估垂直和水平方向松弛程度，并与对侧（健侧）比较。这是通过直接的人工触诊完成的。通常，损伤后过度松弛表明严重的 Ⅱ 型损伤，并提示不稳定，但没有真正的脱位。

肩锁关节损伤可分为三种类型：局部压痛、交叉臂内收时肩锁关节疼痛和局部注射麻醉剂后疼痛缓解 [17]。沃尔顿等 [26] 就用 Paxinos 试验（拇指按压肩锁关节后部）进行过描述。

六、影像学评估

尽管肩关节的标准片可能会有帮助，但肩锁关节不在中心位置，并且经常会被过度曝光（变黑），因此可能会忽略细微的损伤。Zanca 片是评估肩锁关节最准确的视图。它以 50% 的透视强度，在正位片上进行 15° 头照角度（图 8-6）。然而，它并没有显示出良好的观察者间或观察者内的可靠性。腋窝视图已被提出排除向后移位，以区分Ⅲ型和Ⅳ型，但这也有较差的可靠性。负重视图也没有被证明具有良好的可靠性 [27]。CT 扫描是评价静态锁骨移位的最佳影像学检查方法，但临床评估也同样可靠。MRI 可用于评估急性损伤时的软组织损伤。如果怀疑喙突骨折，Stryker 切线位片也有帮助（正常的喙锁距离伴完全的肩锁关节断裂）。Bosworth[28] 报道平均喙锁距离在 1.1 ～ 1.3cm。与对侧正常侧相比，喙锁距离增加超过 25%，表明喙锁韧带完全损伤 [29, 30]。

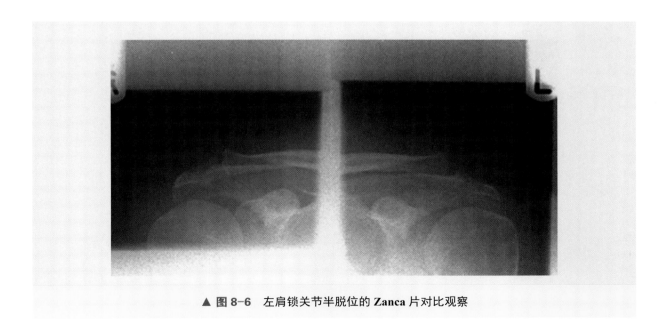

▲ 图 8-6 左肩锁关节半脱位的 Zanca 片对比观察

七、治疗

肩锁关节损伤治疗的传统方法是 I 型和 II 型脱位进行非手术治疗，IV 型和 V 型脱位进行外科修复。III 型的治疗存在争议。然而，正如我们在上面所看到的，在缺乏一致性的情况下，对损伤进行分类非常困难。最近的证据支持完全性肩锁关节脱位的初步非手术治疗。对 1172 名患者的回顾显示，88% 的患者非手术治疗成功[31]，与同等手术组相比没有差异。

ISAKOS 上肢委员会对 III 型损伤的共识方法是在损伤后 3～6 周重新进行临床评估。这是一种明智的方法，因为许多患者届时都会得到改善。ISAKOS 共识中的手术决定是基于交叉内收 X 线平片上的"远侧锁骨覆盖"，但是目前没有很好的证据能够证明这一点，他们承认仍需要进行研究来支持这种共识方法。

因此，鉴于损伤等级的观察者间或观察者内可靠性较差，且与临床症状没有良好的相关性，我们没有将肩锁关节损伤等级作为确定治疗方案的主要决定因素[21]。任何一个患者在没有手术的情况下都表现良好[25]。对于功能要求高、症状性肩胛骨闭锁或不稳定（休克）且在前 3～6 周未能改善的患者，应保留手术重建。患者的症状和对非手术治疗的早期反应是手术适应证的主要决定因素。

八、治疗方案

急性损伤（＜1 周）（图 8-7）的治疗方案如下。
1. 评估和诊断。
2. 仅提供舒适、降低疼痛和利于康复的吊带，早期主动活动。

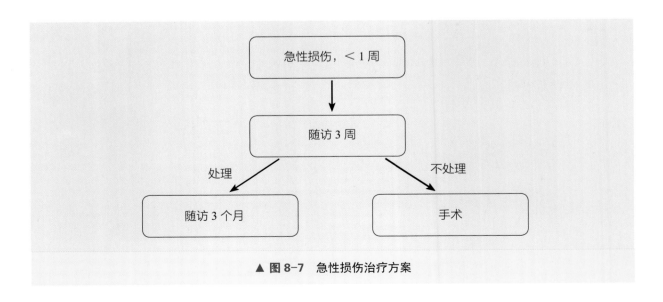

▲ 图 8-7 急性损伤治疗方案

3. 手术指征：锁骨穿过斜方肌明显疼痛；过顶运动；神经血管损伤；开放性损伤。

(1) 3 周随访：①解决和改善：继续对症治疗，逐步恢复运动和体力活动。3 个月后安排复查；②提供早期外科重建。

(2) 3 个月随访：①恢复运动和少量症状缓解；②提供外科稳定。

九、治疗

（一）非手术治疗

急性损伤的非手术治疗包括简单的镇痛治疗、局部冰敷治疗和舒适的悬吊固定治疗。使用可支撑的宽吊带比细吊带更合适，因为它能够支持肘部和肩膀的重量，提高舒适性。通常在 1 周内，患者症状得到缓解，可以不使用悬吊固定带。物理治疗的重点是关注肩胛骨的动态稳定和特定范围活动下的康复。接触性运动和负重抬举可以在受伤后 6～12 周内开始。活动产生的局部不适可长达 6 个月。文献报道，在 1 年后有 17% 的患者可能会降低卧推强度，尽管 80% 的患者没有发现这个问题。

Ⅲ 型损伤的非手术治疗效果在文献报道中结果各不相同。Tibone 等在 2 年的随访中发现，Ⅲ 型损伤的患者在接受非手术治疗和手术治疗时，在术后力量恢复上面没有显著差异[32]。然而，Schlegel 证明，非手术治疗可有 20% 的患者可能未达到满意的效果[33]。Ⅰ 型和 Ⅱ 型损伤也有 25% 的概率在损伤后 2 年内需要手术治疗[34]。

然而，Cox[35] 显示运动员中大部分肩锁关节损伤在损伤 6 个月后仍有症状（Ⅰ 型占 36%，Ⅱ 型占 48%，Ⅲ 型占 69%）。此外，30% 的过顶运动员无法继续保持同一水准的运动，9% 的运动员不得不改变运动项目。进行力量训练的患者，特别是运动员，必须减少他们的活动量[36]。在接触性运动中，许多人能够重返运动赛场，但要保持高运动水平，并且需要进行大量的力量和举重训练。

（二）非手术康复方案

1997 年，Gladstone 等[37] 公布了运动员非手术治疗的四个阶段康复方案。目前，这个方案经过一些修改完善后仍然在使用（表 8–3）。

表 8–3　非手术治疗的分阶段康复[37]

阶 段	方 案
Ⅰ	镇痛，在保护性范围内活动，进行等长活动
Ⅱ	等张活动加强练习
Ⅲ	以增加力量、耐力及神经肌肉控制为目标，参与不受限制的功能性活动
Ⅳ	重新回归专业训练

十、手术治疗

手术治疗的优势是增加肩锁关节解剖复位的可能性，这在文献中得到了一致证实。然而，目前的文献未能证明解剖复位与疼痛、力量与活动度之间的相关性[38]。手术治疗的目的是缓解患者参与活动时的疼痛，稳定肩关节，使其有足够的活动性、力量和肌肉控制能力。

目前，已经存在 100 多种不同的外科手术技术来治疗急性和慢性肩锁关节损伤，这也说明文献中没有对最佳治疗方案产生共识。这些技术包括喙锁韧带的一期修复，比如用自体喙肩韧带进行修补，用可吸收或者不可吸收缝合线及合成材料进行增强，以及用金属螺钉进行喙锁韧带的稳定。很多技术运用开放的、关节镜下的或者二者联合的方法操作，每一种技术都可单独运用或者多个联合运用。

十一、手术技术

（一）Weaver–Dunn 技术

Weaver–Dunn 技术包括锁骨远端切除和喙肩（CA）韧带转移。该技术已广泛应用于急性和慢性肩锁关节损伤的治疗，并且经过不同的改进，具有不同的结果。然而，也有文献表示应关注手术失败和术后复发的风险[39, 40]。生物力学上，使用喙肩韧带只产生原始喙锁韧带复合体极限载荷的25%。Weaver–Dunn 技术及其改良技术的失败导致了喙锁韧带重建新技术和新理念的发展。

（二）锁骨远端切除不重建喙锁韧带

很多报道显示，关节镜下切除锁骨远端联合治疗肩锁关节退变性病变能够得到 92% 的良好或者极好的满意效果[41]。然而，在肩锁关节有不稳定因素的情况下，切除锁骨远端则产生较差的疗效[17, 42, 43]。

（三）钩型钢板

用肩峰下钢板固定锁骨外侧能够为肩锁关节提供稳定性。这是一种间接的复位机制，而不是直接重建喙锁韧带复合体。虽然这种复位是刚性的，但是肩峰下钢板会导致肩袖撞击，患者可能难以耐受，并且这种钢板需二次手术取出。有 Meta 分析研究显示，钩型钢板固定术较喙锁韧带重建术疗效差[44]。

（四）喙锁固定：缝合、环扎、悬吊、螺钉固定和锁扣

Bosworth 于 1941 年提出了喙锁韧带修复的概念，即经皮螺钉悬吊术。多年来报道显示，该项技术

的失败率是 32%[45]。目前，应用聚二氧烷（PDS）线环扎修复喙锁韧带已被广泛应用，被报道存在的问题主要包括复位失败、固定丢失和软组织刺激。术后早期并发症的发生率分别为 43%、58% 和 17%，经张力带、钩钢板和 PDS 环扎治疗的患者中，肩锁关节不稳定的复发率分别为 32%、50% 和 24%[46]。

根据生物力学研究，一些加强环绕锁骨和喙突的技术发展起来，这些技术能够减少重建术的失败和关节僵硬[17]。在一项生物力学研究[47] 中发现，喙突和锁骨之间的双皮质螺钉增强术能够产生比喙锁韧带术更高的强度和与其相当的刚度，然而这项研究既没有评估循环负荷，也没有评估水平移位。在另一项研究中，观察了缝合悬吊术、喙肩韧带转移术和螺钉固定术这三种不同的技术在上、前、后移位的情况。该项研究得出的结论是，以上三种手术方式在肩关节愈合前都没有提供有效强度去维持肩关节的稳定性。

近年来，缝合锁扣结构越来越受欢迎，因为它们提供了比环扎缝线更强的强度，并且允许比螺钉更多的旋转。同时，它们也很容易适用于关节镜置入技术。最初的系列报道中，缝合锁扣结构有很高的成功率，而随后报道的复位和缝合失败逐渐增加[48, 49]。尽管它们有效性的公开很少公布[50]，这依旧导致了使用多个锁扣和缝合的更强结构的发展。

（五）游离肌腱移植增强或重建喙锁韧带复合体

可以采用游离肌腱移植的方法增强喙锁韧带。该方法通过在喙锁韧带重建中加入移植肌腱来提高手术效果，即使用游离肌腱移植（股薄肌腱、趾伸肌或半腱肌移植）置于解剖位置，以重建斜方和锥形韧带。尽管相当于重建自然完整的喙锁韧带，但这已经被证明是一个最终具有破坏性的负荷，这种移植固定技术仍然存在问题。

（六）绕线重建技术

绕线重建技术包括环线、涤纶线、维克林胶带（爱惜邦，美国强生公司）、外科缝线或人工合成韧带。其优点为术后早期功能治疗和早期康复。此技术结构的主要关注点已经在一些过时的设计中被报道，如由于植入物的编织结构导致锁骨或喙突骨溶解。然而，在最新一代的人工韧带中，改良的植入技术似乎将这些问题降到了最低[51]。

（七）肩锁韧带修复

肩锁韧带修复以及加强上韧带和关节囊的修复通常与其他喙锁韧带重建术联合使用。根据生物力学观察和临床经验，建议该方法在所有肩锁关节稳定的情况下使用。

（八）三角肌筋膜修复

许多报道都强调了在治疗肩锁关节损伤的任何外科手术中，三角肌、斜方筋膜覆盖的重要性[52, 53]。而报道中令人不满意的治疗结果可能是由于缺乏对斜方肌和三角肌的修复[54]。对于肩锁关节囊的修复，我们建议将其作为所有肩锁关节稳定治疗的补充。

（九）动力肌转位

伴有或不伴有喙突的肱二头肌短头转位已经存在一些报道。然而，喙突转位有可能导致骨骼不愈合或肌皮神经损伤的危险。其他并发症包括喙突碎裂、感染和疼痛。

十二、当前趋势

目前的趋势是通过某种形式的生物强化，对喙锁和肩锁韧带进行解剖修复，即采用坚固的结构，使患者能够早期活动并减少植入物翻修的风险。这通常需要将移植体穿过锁骨喙锁韧带的等长点，或者穿过喙突上的钻孔，或者在喙突下形成环状来实现。这是一种将修复或重建肩锁韧带和修复三角 – 斜方筋膜相结合的方式。这些技术目前显示出最好的治疗效果，并发症也较低。随着科技的进步，这些技术将继续发展和改进。

理想的重建技术应该包含：①重建解剖型喙锁和肩锁韧带结构；②允许在肩锁关节所有平面上的运动更加有力、灵活；③允许早期康复；④具有生物学功能；⑤避免植入区疾病；⑥避免植入物拆除。

十三、作者团队首选的技术

基于上述标准，我们首选的方法是使用一种坚固的、水洗过的合成聚四邻苯二甲酸乙二醇酯韧带，又被称为韧带增强系统（科林的人工合成韧带）。我们通过锁骨的解剖结构，对肩锁关节囊和三角 – 斜方肌筋膜进行修复。人工合成韧带超过了天然喙锁韧带的抗拉强度，并被证明能促进成纤维细胞和胶原的生长[55]。除了标准的技术之外，我们还在喙突周围添加了另一个 8 字形环带（图 8-8），并可通过肩峰上的钻孔（图 8-9）。我们发现这两种方法都能提高结构的水平稳定性和整体强度。

经过至少 2 年的随访[51]，我们在专业和非专业运动员中评估了利用这种人工合成韧带技术对肩锁关节重建的结果。所有临床评分和患者满意度均显著提高，其中 2% 随访人员丢失。专业运动员良好的放射学结果与临床结果的改善无关。

十四、术后康复

第 1 阶段：①主要对肩胛骨的稳定和控制；②本体感觉训练（90° 以下的最小负重）；③主要在舒适状态下关节的主动活动训练；④无抵抗训练。

第 2 阶段：①按耐受程度进行轻度抵抗训练；②针对特定运动的康复力量和摄动训练。

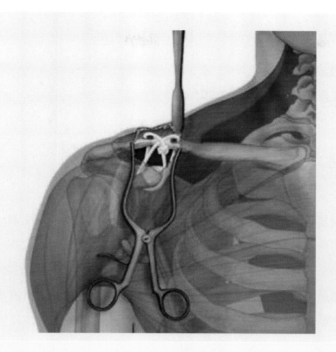

▲ 图 8-8　8 字环形带

改良人工合成韧带技术，喙突周围添加另外一个 8 字环形带（由 Lennard Funk 提供，引自 http://www.shoulderdoc.co.uk）

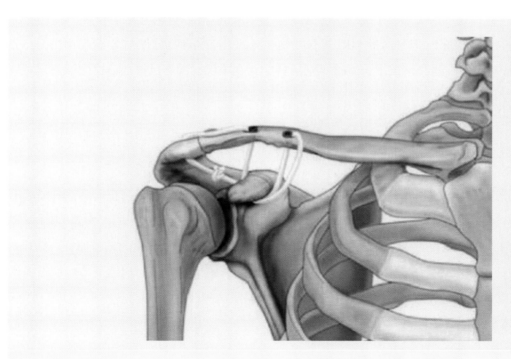

▲ 图 8-9　经喙突下第二孔和肩锁关节钻孔重建肩锁韧带

改良人工合成韧带技术，经喙突下第二孔和肩锁关节钻孔重建肩锁韧带。这种手术方法主要用于翻修手术中，肩锁关节不能间接稳定（由 Lennard Funk 提供，引自 http://www.shoulderdoc.co.uk）

第 3 阶段：①恢复肩胛骨和盂肱关节的稳定性训练，为了肩关节控制而非活动范围；②逐步加强力量锻炼。

每个康复阶段的进度不是基于时间，而是基于患者的反应和进入下一阶段的能力（分阶段）。这是一个无缝过渡的过程，并由经验丰富的治疗师进行监督。

十五、回归运动

专项运动训练在康复过程的几周内开始。其主要目的是将上述康复原则应用于具体的体育活动中。例如，橄榄球运动员将使用橄榄球进行本体感觉训练，游泳运动员将在水中进行康复训练。回归运动并参与比赛是以一种循序渐进的方式进行，由外科医生、治疗师和力量训练教练提供意见。根据经验，接触性运动员通常在 3 ～ 4 个月内完成，而过顶型运动员通常在 6 ～ 9 个月内完成。在我们的经验和实践中，马术运动员和赛车手通常在手术后不到 3 个月就恢复运动。

问　答

1. 问：在肩锁关节损伤的诊断中，MRI 检查是否比 X 线有更加标准的作用？

答：到目前为止，还没有一项进行得很好的比较研究能将肩锁关节损伤的 X 线分析与 MRI 相关联，并将其与这些损伤的分型或治疗相关联。虽然有证据证实 MRI 能够显示肩锁关节损伤并评估喙锁韧带的完整性（Ⅳ级），但是通过 MRI 进行损伤检测的敏感性和特异性与 X 线平片相比，分型的准确性仍有待确定。在这种情况下，MRI 的适应证仍存在争议，没有足够的证据能够建议对肩锁关节损伤使用 MRI 检查。详细的病史和临床检查仍然是诊断这些损伤的主要依据。

2. 问：肩锁关节损伤的首选非手术治疗是什么？

答：大多数肩锁关节损伤的患者，尤其是较轻的肩锁关节损伤患者，可以从非手术治疗中获益。这些治疗包括绷带、支撑 / 夹板和悬吊。

3. 问：关节镜下锁骨远端切除治疗肩锁关节疾病时，哪些结构必须保留以防止术后锁骨前后不稳定？

答：大量生物力学研究表明，锁骨前后移位的主要限制因素是肩锁关节囊的韧带厚度。Debski 等 [56] 认为最强的韧带是上韧带（能够抗水平移的 50%），其后部最厚。此外，肩锁关节后韧带提供额外 25% 的总强度。因此，在进行锁骨远端切除术时，应保留这些韧带。

4. 问：重建术后何时开始体育专项康复训练？

答：只要外科手术中完成了强有力的解剖重建，那么手术后很快就可以引入专项运动训练。运动员可以在治疗师和力量训练师的监督下，需要将运动的各个方面都包括进去。康复阶段的进展应针对运动员及其运动项目进行个性化制订，而不是基于时间。

参考文献

[1] Beaver AB, Parks BG, Hinton RY. Biomechanical analysis of distal clavicle excision with acromioclavicular joint reconstruction. Am J Sports Med. 2013;41(7):1684–8. https://doi.org/10.1177/0363546513488750.

[2] Bontempo NA, Mazzocca AD. Biomechanics and treatment of acromioclavicular and sternoclavicular joint injuries. Br J Sports Med. 2010;44(5):361–9. https://doi.org/10.1136/bjsm.2009.059295.

[3] Buttaci CJ, Stitik TP, Yonclas PP, Foye PM. Osteoarthritis of the acromioclavicular joint: a review of anatomy, biomechanics, diagnosis, and treatment. Am J Phys Med Rehabil. 2004;83(10):791–7.

[4] Fukuda K, Craig EV, An KN, Cofield RH, Chao EY. Biomechanical study of the ligamentous system of the acromioclavicular joint. J Bone Joint Surg. 1986;68(3):434–40.

[5] Urist MR. Complete dislocation of the acromioclavicular joint. J Bone Joint Surg. 1963;45:1750–3.

[6] Depalma AF. Surgical anatomy of acromioclavicular and sternoclavicular joints. Surg Clin North Am. 1963;43:1541–50.

[7] Izadpanah K, Winterer J, Vicari M, Jaeger M, Maier D, Eisebraun L, Ute Will J, Kotter E, Langer M, Sudkamp NP, Hennig J, Weigel M. A stress MRI of the shoulder for evaluation of ligamentous stabilizers in acute and chronic acromioclavicular joint instabilities. J Magn Reson Imaging. 2013;37(6):1486–92. https://doi.org/10.1002/jmri.23853.

[8] Lizaur A, Marco L, Cebrian R. Acute dislocation of the acromioclavicular joint. Traumatic anatomy and the importance of deltoid and trapezius. J Bone Joint Surg. 1994;76(4):602–6.

[9] Stine IA, Vangsness CT Jr. Analysis of the capsule and ligament insertions about the acromioclavicular joint: a cadaveric study. Arthroscopy. 2009;25(9):968–74. https://doi.org/10.1016/j. arthro.2009.04.072.

[10] Costic RS, Labriola JE, Rodosky MW, Debski RE. Biomechanical rationale for development of anatomical reconstructions of coracoclavicular ligaments after complete acromioclavicular joint dislocations. Am J Sports Med. 2004;32(8):1929–36.

[11] Rios CG, Arciero RA, Mazzocca AD. Anatomy of the clavicle and coracoid process for reconstruction of the coracoclavicular ligaments. Am J Sports Med. 2007;35(5):811–7. https://doi.org/10.1177/0363546506297536.

[12] Jerosch J. The acromioclavicular joint. Der Orthopade. 2000;29(10):895– 908.

[13] Lee S, Bedi A. Shoulder acromioclavicular joint reconstruction options and outcomes. Curr Rev Musculoskelet Med. 2016;9(4):368–77. https:// doi.org/10.1007/s12178-016-9361-8.

[14] Reid D, Polson K, Johnson L. Acromioclavicular joint separations grades I-III: a review of the literature and development of best practice guidelines. Sports Med. 2012;42(8):681–96. https://doi.org/10.2165/11633460- 000000000-00000.

[15] Gumina S, Carbone S, Postacchini F. Scapular dyskinesis and SICK scapula syndrome in patients with chronic type III acromioclavicular dislocation. Arthroscopy. 2009;25(1):40–5. https://doi.org/10.1016/j. arthro.2008.08.019.

[16] Codman E. The shoulder. Malabar: Robert E. Krieger Publishing Company Inc; 1934.

[17] Mazzocca AD, Arciero RA, Bicos J. Evaluation and treatment of acromioclavicular joint injuries. Am J Sports Med. 2007;35(2):316–29. https://doi.org/10.1177/0363546506298022.

[18] Cadenat F. The treatment of dislocations and fractures of the outer end of the clavicle. Int Clin. 1917;1:145–69.

[19] Allman FL Jr. Fractures and ligamentous injuries of the clavicle and its articulation. J Bone Joint Surg. 1967;49(4):774–84.

[20] Tossy JD, Mead NC, Sigmond HM. Acromioclavicular separations: useful and practical classification for treatment. Clin Orthop Relat Res. 1963;28:111–9.

[21] Chye Yew Ng EKS, Funk L. Reliability of the traditional classification system for acromioclavicular joint injuries by radiography. Should Elb. 2012;4(4):266–9.

[22] Schneider MM, Balke M, Koenen P, Fröhlich M, Wafaisade A, Bouillon B, Banerjee M. Inter-and intraobserver reliability of the Rockwood classification in acute acromioclavicular joint dislocations. Knee Surg Sports Traumatol Arthrosc. 2016;24(7):2192–6.

[23] Cho CH, Hwang I, Seo JS, Choi CH, Ko SH, Park HB, Dan J. Reliability of the classification and treatment of dislocations of the acromioclavicular joint. J Shoulder Elbow Surg. 2014;23(5):665–70.

[24] Nemec U, Oberleitner G, Nemec SF, Gruber M, Weber M, Czerny C, Krestan CR. MRI versus radiography of acromioclavicular joint dislocation. AJR Am J Roentgenol. 2011;197(4):968–73. https://doi. org/10.2214/AJR.10.6378.

[25] Beitzel K, Mazzocca AD, Bak K, Itoi E, Kibler WB, Mirzayan R, Imhoff AB, et al. ISAKOS upper extremity committee consensus statement on the need for diversification of the Rockwood classification for acromioclavicular joint injuries. Arthroscopy. 2014;30(2):271–8.

[26] Walton J, Mahajan S, Paxinos A, Marshall J, Bryant C, Shnier R, Quinn R, Murrell GA. Diagnostic values of tests for acromioclavicular joint pain. J Bone Joint Surg. 2004;86A(4):807–12.

[27] Bossart PJ, Joyce SM, Manaster BJ, Packer SM. Lack of efficacy of 'weighted' radiographs in diagnosing acute acromioclavicular separation. Ann Emerg Med. 1988;17(1):20–4.

[28] Bosworth BM. Complete acromioclavicular dislocation. N Engl J Med. 1949;241(6):221–5. https://doi. org/10.1056/NEJM194908112410601.

[29] Bearden JM, Hughston JC, Whatley GS. Acromioclavicular dislocation: method of treatment. J Sports Med. 1973;1(4):5–17.

[30] Kovilazhikathu Sugathan H, Dodenhoff RM. Management of type 3 acromioclavicular joint dislocation: comparison of long-term functional results of two operative methods. ISRN Surg. 2012;2012:580504. https:// doi.org/10.5402/2012/580504.

[31] Phillips AM, Smart C, Groom AF. Acromioclavicular dislocation. Conservative or surgical therapy. Clin Orthop Relat Res. 1998;353:10–7.

[32] Tibone J, Sellers R, Tonino P. Strength testing after third-degree acromioclavicular dislocations. Am J Sports Med. 1992;20(3):328–31. https:// doi.org/10.1177/036354659202000316.

[33] Schlegel TF, Burks RT, Marcus RL, Dunn HK. A prospective evaluation of untreated acute grade III acromioclavicular separations. Am J Sports Med. 2001;29(6):699–703. https://doi.org/10.1177/0363546501 0290060401.

[34] Mouhsine E, Garofalo R, Crevoisier X, Farron A. Grade I and II acromioclavicular dislocations: results of conservative treatment. J Shoulder Elb Surg. 2003;12(6):599–602. https://doi.org/10.1016/S1058274603002155.

[35] Cox JS. The fate of the acromioclavicular joint in athletic injuries. Am J Sports Med. 1981;9(1):50–3. https://doi.org/10.1177/036354658100900111.

[36] Rangger C, Hrubesch R, Paul C, Reichkendler M. Capacity to participate in sports after injuries of the acromioclavicular joint. Der Orthopade. 2002;31(6):587–90.

[37] J Gladstone KW, Andrews J. Nonoperative treatment of acromioclavicular joint injuries. Oper Tech Sports Med. 1997;5:78–87.

[38] Bradley JP, Elkousy H. Decision making: operative versus nonoperative treatment of acromioclavicular joint injuries. Clin Sports Med. 2003;22(2):277–90.

[39] Tienen TG, Oyen JF, Eggen PJ. A modified technique of reconstruction for complete acromioclavicular dislocation: a prospective study. Am J Sports Med. 2003;31(5):655–9. https://doi.org/10.1177/0363546503031 0050401.

[40] Balke M, Schneider MM, Akoto R, Bathis H, Bouillon B, Banerjee M. Acute acromioclavicular joint injuries. Changes in diagnosis and therapy over the last 10 years. Unfallchirurg. 2015;118(10):851–7. https://doi.org/10.1007/s00113-013-2547-2.

[41] Rauschning W, Nordesjo LO, Nordgren B, Sahlstedt B, Wigren A. Resection arthroplasty for repair of complete acromioclavicular separations. Arch Orthop Trauma Surg. 1980;97(3):161–4.

[42] Baumgarten KM, Altchek DW, Cordasco FA. Arthroscopically assisted acromioclavicular joint reconstruction. Arthroscopy. 2006;22(2):228. e221–6. https://doi.org/10.1016/j.arthro.2005.12.026.

[43] Beitzel K, Cote MP, Apostolakos J, Solovyova O, Judson CH, Ziegler CG, Edgar CM, Imhoff AB, Arciero RA, Mazzocca AD. Current concepts in the treatment of acromioclavicular joint dislocations. Arthroscopy. 2013;29(2):387–97. https://doi.org/10.1016/j.arthro.2012.11.023.

[44] Qi W, Xu Y, Yan Z, Zhan J, Lin J, Pan X, Xue X. The tight-rope technique versus clavicular hook plate for treatment of acute acromioclavicular joint dislocation: a systematic review and meta-analysis. J Investig Surg. 2019;14:1–10. https://doi.org/10.1080/08941939.2019.1593558.

[45] Tsou PM. Percutaneous cannulated screw coracoclavicular fixation for acute acromioclavicular dislocations. Clin Orthop Relat Res. 1989;243:112–21.

[46] Gohring U, Matusewicz A, Friedl W, Ruf W. Results of treatment after different surgical procedures for management of acromioclavicular joint dislocation. Chirurg. 1993;64(7):565–71.

[47] Harris RI, Wallace AL, Harper GD, Goldberg JA, Sonnabend DH, Walsh WR. Structural properties of the intact and the reconstructed coracoclavicular ligament complex. Am J Sports Med. 2000;28(1):103–8. https:// doi.org/1 0.1177/03635465000280010201.

[48] Motta P, Maderni A, Bruno L, Mariotti U. Suture rupture in acromioclavicular joint dislocations treated with flip buttons. Arthroscopy. 2011;27(2):294–8. https://doi.org/10.1016/j.arthro.2010.09.009.

[49] Thiel E, Mutnal A, Gilot GJ. Surgical outcome following arthroscopic fixation of acromioclavicular joint disruption with the tightrope device. Orthopedics. 2011;34(7):e267–74. https://doi.org/10.3928/01477447-20110526-11.

[50] Walz L, Salzmann GM, Fabbro T, Eichhorn S, Imhoff AB. The anatomic reconstruction of acromioclavicular joint dislocations using 2 TightRope devices: a biomechanical study. Am J Sports Med. 2008;36(12):2398–406. https://doi.org/10.1177/0363546508322524.

[51] Marcheggiani Muccioli GM, Manning C, Wright P, Grassi A, Zaffagnini S, Funk L. Acromioclavicular joint reconstruction with the LARS ligament in professional versus non-professional athletes. Knee Surg Sports Traumatol Arthrosc. 2016;24(6):1961–7. https://doi.org/10.1007/s00167- 014-3231-y.

[52] Bartonicek J, Jehlicka D, Bezvoda Z. Surgical treatment of acromioclavicular luxation. Acta Chir Orthop Traumatol Cechoslov. 1988;55(4):289– 309.

[53] Bundens WD Jr, Cook JI. Repair of acromioclavicular separations by deltoid-trapezius imbrication. Clin Orthop. 1961;20:109–15.

[54] Lizaur A, Sanz-Reig J, Gonzalez-Parreno S. Long-term results of the surgical treatment of type III acromioclavicular dislocations: an update of a previous report. J Bone Joint Surg. 2011;93(8):1088–92. https://doi. org/10.1302/0301-620X.93B8.26775.

[55] Trieb K, Blahovec H, Brand G, Sabeti M, Dominkus M, Kotz R. In vivo and in vitro cellular in growth into a new generation of artificial ligaments. Eur Surg Res. 2004;36(3):148.

[56] Debski RE, Parsons IM, Fenwick J, Vangura A. Ligament mechanics during three degree-of-freedom motion at the acromioclavicular joint. Ann Biomed Eng. 2000;28(6):612–8.

第9章 胸锁关节损伤
The Sternoclavicular Joint

Graham Tytherleigh–Strong　Elizabeth Pinder　Muiris Kennedy　**著**

高　天　王觅格　**译**

> ➢ 理解胸锁关节是非常稳定的关节。
>
> ➢ 胸锁关节脱位可能是创伤所致，也可能在非创伤的情况下发生。
>
> ➢ 急性后脱位可导致纵隔受损，可能需要紧急处理。
>
> ➢ 大多数胸锁关节疾病可以通过非手术治疗。
>
> ➢ 少数有不稳定症状并伴疼痛的胸锁关节炎患者需要手术治疗。

（学习要点）

一、解剖

胸锁关节（sternoclavicular joint，SCJ）是锁骨内侧端与胸骨柄构成的关节，对肩胛带附着在躯干上起着至关重要的作用。它是上肢和中轴骨之间唯一真正的关节连接，因为肩胛骨胸壁之间的关节不是真正的滑膜关节。

胸锁关节是一个滑膜关节，但其关节面形合度很不一致（图 9–1）。在锁骨侧，该关节面呈马鞍状，在前后平面上呈凹形，在垂直面上呈凸形[1, 2]。在关节面之间有一个类似于膝关节半月板的纤维软骨性关节盘[3]，将关节分为内侧室和外侧室，一边附着在关节外周的关节囊上，同时也附着在锁骨胸骨端的上表面和第一肋软骨上[2]。尽管关节表面不一致，且关节表面面积小，但由于强大的静态（包括内部和外部）和动态软组织稳定结构（表 9–1）的作用，胸锁关节非常稳定[4]（表 9–1）。

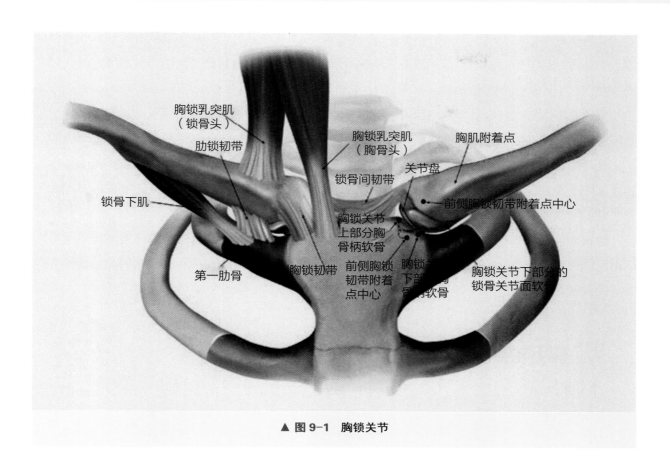

胸锁乳突肌
（锁骨头）

肋锁韧带

锁骨下肌

第一肋骨

胸锁乳突肌
（胸骨头）

锁骨间韧带

胸锁关节
上部分胸
骨柄软骨

侧胸锁韧带

胸肌附着点

关节盘

前侧胸锁韧带附着点中心

前侧胸锁
韧带附着
点中心

胸锁关
节下部
分胸锁
软骨

胸锁关节下部分的
锁骨关节面软骨

▲ 图 9-1 胸锁关节

表 9-1 胸锁关节的稳定结构

静态稳定结构	动态稳定结构
关节囊 **内在稳定结构** 关节内盘韧带 锁骨前韧带 胸锁后韧带 **外在稳定结构** 锁骨间韧带 肋锁韧带	锁骨下肌 胸锁乳突肌 胸大肌

胸锁前韧带和后韧带由增厚的关节囊形成，是维持前后稳定的最重要结构[5]。关节内的纤维软骨关节盘抵抗锁骨的向内移动[4]。因此，关节盘容易发生剪切损伤，通常是退变性撕裂，但有时是急性损伤。

锁骨间韧带通过胸骨切迹的后侧面，横跨两侧锁骨的内侧端，常抵抗由于重力或上肢的强大压力而导致的锁骨上移[4, 6]。肋锁韧带从锁骨内侧下方连到第一肋骨和肋软骨上[7]，是锁骨上移时的重要约束机制。

动力稳定结构在关节周围形成一个肌肉 – 肌腱覆膜。胸锁乳突肌和胸大肌肌腱位于胸锁关节的前方，在前后稳定中起作用；而锁骨下肌从锁骨下缘到第一肋骨，提供了向上方向的稳定性，同时额外提供前 / 上方向的稳定作用。

胸锁关节后方有许多重要的结构，包括颈部的大血管、食管和气管。胸锁关节后脱位时，它们有可能受损伤。有一层由胸骨甲状肌和胸骨舌骨肌组成的组织位于这些结构和关节囊之间 [1, 2]。

锁骨内侧端骨骺是胎儿在子宫内出现的第一个骨骺，也是最后一个闭合的骨骺（25—31 岁）[8, 9]。这是有相关性的，因为在锁骨内侧端的骨骺板强度比胸锁关节韧带弱。年龄小于 25 岁的骨骺板闭合之前的严重外伤可能会导致经骨骺板的骨折，而不是真正的胸锁关节脱位。

胸锁关节存在三个平面上的运动：后屈 / 前伸，上举 / 下垂和旋转 [10]。胸锁关节和肩锁关节的运动允许肩胛骨在胸廓表面滑动，能使肩胛盂处于最佳位置，在上肢位于不同位置时始终保持盂肱关节的良好对合关系。

二、病史和体格检查

与任何上肢疾病一样，患者的年龄、右利手还是左利手、运动、期望值和职业都是需要着重考虑的因素。胸锁关节急性损伤通常是高能量损伤导致的，其可能因同时存在其他表现更为明显的损伤而漏诊。应该探明包括撞击方向在内的确切损伤机制。多达 30% 的急性后脱位可造成纵隔损伤，相关特征表现包括呼吸困难、发声困难、吞咽困难、咳嗽和同侧手臂静脉充血，而纵隔损伤应该急诊处理。患者常表现为胸锁关节上方疼痛伴畸形，前脱位时锁骨近端向前突出，后脱位时胸骨外侧塌陷。

在呈现更多慢性问题的患者中，可能存在既往的创伤史或症状出现前运动方式的改变。在较年轻的患者中，如果在没有受伤的情况下出现疼痛、咔嗒声、不稳定的感觉甚至反复脱位，则可能暗示有非创性的不稳定。结缔组织疾病（如埃勒斯 – 丹洛斯综合征）可能与此有关。老年患者可能会出现疼痛和活动受限，并伴有锁骨内侧端处的肿胀。

胸锁关节的体格检查主要基于比较两侧有无不对称性。这需要暴露躯干上部，以便比较两侧肩胛带，包括锁骨、盂肱关节以及肩胛胸壁的运动。患者两侧胸锁关节可能存在明显的不对称，受累一侧有包块。重要的是要确定：如果包块是软的，表示是炎症性关节病或感染继发的渗出或滑膜炎；如果包块是硬的，它可能是锁骨内侧端的慢性前脱位，也可能是骨关节炎继发的骨赘。

胸锁关节的运动与肩胛带的其他部分密切相关，因此对肩锁关节、盂肱关节和肩胛胸壁运动的评估对于鉴别任何复杂的病理状态至关重要。双侧胸锁关节都应该在 3 个运动层面进行检查和比较，包括手臂完全伸展时的前伸 / 后屈，手臂最大幅度的上举时的抬高，手臂外展 90°、肘关节屈曲 90° 时在 3 个平面上的旋转运动（图 9-2）。

同样重要的是，也要把一只手放在关节前以感觉整个运动范围内的任何异常运动和咔嗒声。在

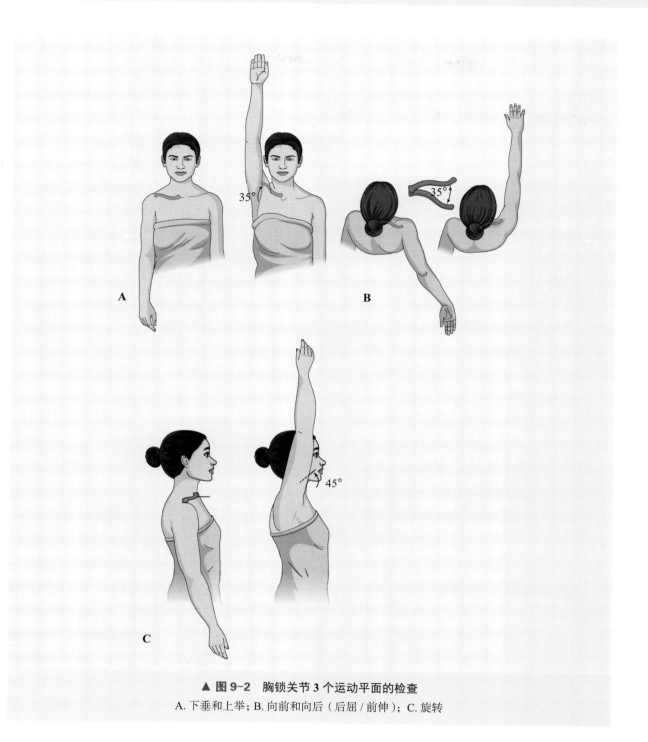

▲ 图 9-2　胸锁关节 3 个运动平面的检查
A. 下垂和上举；B. 向前和向后（后屈 / 前伸）；C. 旋转

运动过程中，关节处的咔嗒声、爆裂声或捻发音可能提示退行性改变，或在年轻患者中提示关节盘撕裂。在不稳定的患者中，锁骨内侧端可能有半脱位甚至完全向前脱位。在这种情况下，需要对提供稳定的包裹软组织进行更广泛的评估，尤其是对胸锁乳突肌和胸大肌的胸骨部分进行评估，以观察过度活动的肌肉的协调性。

三、胸锁关节病理生理学

不稳定性

胸锁关节不稳定性可按方向（前或后）、严重程度（扭伤、半脱位或脱位，常被称为 1 型、2 型或 3 型）或急性、复发或持续性（慢性／未减轻）进行分类。虽然这些分类是纯描述性的，但均没能考虑到创伤或非创伤不稳定的本质。然而，一个直接派生于盂肱关节的斯坦莫（Stanmore）三个极不稳定三角的分类系统，最近被应用在胸锁关节不稳定的分类中。在斯坦莫胸锁关节不稳定的分类中，存在三个极性组：Ⅰ 型创伤性结构组，Ⅱ 型非创伤性结构组和Ⅲ型肌肉模式组（神经肌肉）（图 9-3）。

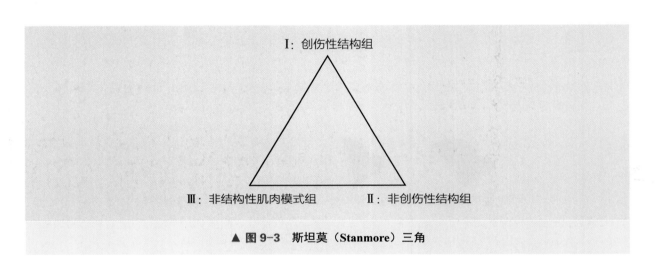

Ⅰ：创伤性结构组

Ⅲ：非结构性肌肉模式组　　　　　Ⅱ：非创伤性结构组

▲ 图 9-3　斯坦莫（Stanmore）三角

Ⅰ 型创伤结构组包括胸锁关节的创伤性半脱位和脱位，以及内侧骨骺骨折移位。Ⅱ 型非创伤性结构组包括导致关节韧带松弛的情况，包括结缔组织疾病（马方综合征、埃勒斯－丹洛斯综合征）、退行性关节炎、炎症性关节炎、感染和继发于先前畸形愈合的锁骨短缩。Ⅲ 型肌肉模式组可以单独发生，最常见的原因是胸大肌过度活跃或异常，但它也可以继发于 Ⅰ 型或Ⅱ型疾病。

不同组别之间是连续统一的，因此，一个初期Ⅱ型不稳定的患者可能随着时间的推移发展为继发性肌肉模式组（Ⅲ型），这个患者就被归类为Ⅱ／Ⅲ型。也可以使用 Stanmore 胸锁关节不稳定性分类系统来监测任何治疗产生的效应，患者会根据所呈现的病情变化以及随着治疗的进展而演变来围绕着 Stanmore 三角"迁移"。

1. Ⅰ 型创伤性结构组

创伤性胸锁关节脱位比较罕见，不到上肢损伤的 1%，而且往往是高能量撞击所导致的。通常是由于肱骨头从前面或后面受撞击而产生间接暴力[11]，然后力的矢量沿锁骨转移，导致胸锁关节周围软组织损伤。如果在受撞击时肩胛骨向前外侧被拉伸，则更有可能发生胸锁关节后脱位；如果在受撞击时肩胛骨回缩，则更有可能发生胸锁关节前脱位（图 9-4）。不太常见的是，对锁骨的直接前向撞击可以将锁骨内侧端向后推入纵隔 [12]。生物力学研究表明，后侧胸锁关节脱位所需要的撞击力比引起前脱位所需要的力大 50% [13]。

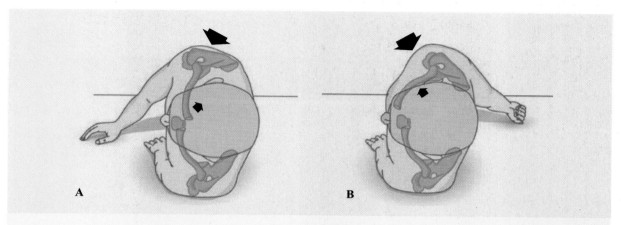

▲ 图 9-4　损伤机制

A. 后脱位：肩胛骨在来自肩部后侧的间接力作用下而伸展前移；B. 前脱位：肩胛骨在来自肩部前方的间接力的作用下回缩

对 140 名胸锁关节后脱位的青少年进行的 meta 分析显示，71% 的胸锁关节后脱位发生在体育运动中 [14]。虽然这种情况比较少见，但由于超过 30% 的急性胸锁关节后脱位患者出现纵隔压迫性症状，因此需要在场的运动医师和物理治疗师保持高度警惕。急性症状包括气管和食管受压导致的呼吸困难（14%）和吞咽困难（22.5%），以及血管受压导致的同侧手臂静脉充血或水肿（14%）[14]。后脱位较少见的并发症包括纵隔血肿、血管破裂（可导致死亡）、中风、纵隔气肿、气胸和静脉血栓栓塞（0.72% ～ 2.90%）。因此，急性胸锁关节后脱位应作为危急重症处理。

表现为慢性胸锁关节不稳定的患者往往主诉胸锁关节的疼痛和畸形。在某些患者中，当锁骨近端已经被挤向后侧，整个肩胛带向前和向上旋转，因此肩胛骨倾向于处在偏高和被拉伸的位置上。患者可能会主诉盂肱关节的功能问题和肩胛骨不对称拉伸的问题，例如，当肩胛骨内缘保持翼状位时，坐在高背椅上会感到不舒服（图 9-5）。

体格检查中，胸锁关节前脱位表现出锁骨明显的前移，而后侧脱位表现为与对侧相比的不对称，受累侧的整个锁骨轮廓变小。然而，在急性后脱位后的几天内，通常会有明显的软组织肿胀，这可能使其不那么明显。临床上锁骨内侧骨骺的骨折脱位与真正的胸锁关节脱位的鉴别诊断也可能是有难度的，任何小于 25 岁的胸锁关节脱位的患者都应该高度怀疑有锁骨内侧骨骺损伤。

胸锁关节损伤后传统的初步检查包括使用 Serendipity 投照法或 Heinig 投照法的普通 X 线平片。然而，这些方法通常难以解读。急性损伤后可考虑拍胸部平片，来检查并发的继发于肋骨骨折的气胸。目前首选的检查是 CT 扫描，如果是后脱位，则应该予 CT 血管造影（CTA）检查，一旦怀疑有纵隔受损的情况均应该紧急处理 [15]。CT 扫描可以准确地评估锁骨内侧端相对于胸骨和对侧胸锁

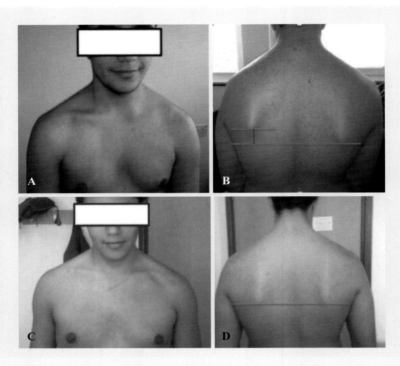

▲ 图 9-5　后脱位

一名 16 岁的男孩在一次滑雪事故中导致左侧胸锁关节后脱位，4 周后转诊。他的 CT 扫描证实是胸锁关节脱位，而不是预估中的锁骨内侧骨骺损伤。A. 前面观：注意左侧锁骨轮廓不对称及缺失；B. 后面观：切开复位并使用肌腱八字结移植重建固定后 3 个月，注意左手边隆起的有翼状肩胛骨；C. 前面观：锁骨对称性已恢复；D. 后面观：左侧肩胛骨现在已恢复到正常位置

关节的位置，同时它还可以鉴别胸锁关节脱位和锁骨内侧骨骺端损伤。CT 血管造影还显示了主动脉弓和大血管与锁骨内侧端的关系（图 9-6）。与 CT 扫描相比，MRI 扫描对骨组织的分辨率较低，但可以更有效地显示脱位和复发性脱位后的韧带结构，也能评估关节盘损伤和邻近神经血管解剖的情况。

对 I 型胸锁关节不稳定的治疗取决于损伤的严重程度、不稳定的方向和损伤的时间。前侧和后侧没有移位的韧带扭伤和胸锁关节半脱位（1 级和 2 级）以及轻度移位的内侧骨骺骨折通常可以采用保守治疗。早期采取应对措施，口服镇痛药和冰敷，再加上短时间的吊带固定，通常就足够了。患者在 3 个月内应避免再次受伤，并应避免接触性运动或其他高危活动，直到临床症状得到解决[16]。重返接触性运动时，将没有支架或支持对胸锁关节提供任何额外的保护。

胸锁关节脱位（3 度损伤）的处理取决于损伤后的方向和时间（＜ 48h 或更晚）。对于损伤后 48 小时内的前脱位，可以尝试在镇静或全身麻醉下闭合复位。在患者肩胛骨之间放置一个垫子，将锁骨向后推。胸锁关节通常很容易复位，但有时需要向手臂施加牵引力将锁骨向外拉开来复位。然后，手臂应保持在一个内旋位[17]悬吊制动四周。不幸的是，超过 50% 的情况下，胸锁关节会重新脱位。一些外科医生主张以韧带吊索固定关节手术作为主要的治疗方法，然而支持这种方法的证据很少[18]。大多数外科医生在前脱位后采取观望态度。通过理疗与门诊随访观察相结合的保守治疗大

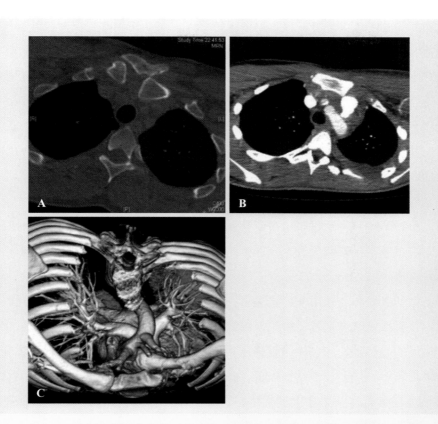

▲ 图 9-6　左侧胸锁关节急性后脱位的 CT 检查（平扫、血管造影和三维重建）

A. CT 平扫：轴位像；B. CT 血管造影：轴位像，脱位的左侧锁骨内侧端与主动脉弓相毗连；C. CT 血管造影三维重建：锁骨内侧端坐落于主动脉弓上

多数患者能在 3～6 个月后缓解症状 [13]。然而，在少数情况下尽管经过足够长时间的保守治疗，患者仍然持续会有明显的症状，一旦肌肉运动模式演变成一个脱位的促进因素，则可能需要考虑行切开复位及关节固定手术。

对于胸锁关节后脱位，更需要积极复位并维持关节稳定，在出现纵隔受压的紧急情况下尤为如此。由于肩胛骨的牵拉，慢性后脱位可能会影响肩胛带的功能，并有可能发展至锁骨下动脉或胸导管损伤和气管 - 食管瘘。虽然这些并发症很少见，但脱位持续时间越长它们发生的可能性就越大。因此，越是年轻的患者，越应该考虑给予切开复位和关节固定手术。胸锁关节后脱位通常只在损伤后 48 小时内考虑给予闭合复位；因为 48 小时后会形成粘连，闭合复位可能导致后部结构撕裂，所以不鼓励在损伤 48 小时以后进行闭合复位。闭合复位应在可透 X 线的手术台上使用全身麻醉下进行。患者取仰卧位，在双侧肩胛骨之间后面放置一个垫子。将患侧手臂外展、牵引和伸直，并用布巾钳夹住锁骨内侧并将其向前拉 [19]。

脱位后闭合复位是困难的。据报道，在 48 小时内的成功率约为 56%，如果在第 2 天和第 5 天之间进行，成功率为 31% [14]。考虑到闭合复位有如此高的潜在失败率，术前做好切开复位的准备是很重要的。这可能意味着需要将患者转移到有适当的设施、可以获得心胸外科支持的地方。如果在急性早期成功的闭合复位大部分能在长期内保持稳定，然而由于软组织肿胀和胸锁关节周围的透视图像难以读懂，应该在第 2 天进行一次重复的 CT 扫描以确认复位得到了维持。因此，在闭合复位前都应该做好手术计划，一旦闭合复位不成功可以在同一次全身麻醉下进行切开复位。因此，在预约患者进行闭合性复位术之前，应通知心胸外科医生在场。如果闭合性复位成功后患者可以采用 8 字形支架固定，以保持肩胛骨回缩 4 周；术后至少 3～6 个月内避免体育运动。

急性期行切开复位在技术上通常比较容易，因为没有组织粘连，从而降低了后纵隔结构损伤的风险。对于长期脱位的患者，术前进行 CT 动脉造影并与心胸外科医生讨论、合作是必要的。任何可能与后纵隔血管结构的粘连，特别是头臂静脉粘连，都要预先估计到。在胸锁关节上方做一个横向切口，在剥离所有粘连后，通过布巾钳或持骨钳进行向前和向外侧牵引，使锁骨复位。正常的关节囊和韧带稳定装置通常只能部分修复，在生物力学上不足以维持复位，因此开放性复位通常需要某种形式的额外重建[5]。

以往多种类型的缝线和针被用来稳定关节，然而由于报道过致命的并发症，这些技术很大程度上已经被弃用。曾有报道通过钻骨道后用缝线缝合固定或带线锚钉缝合重建，但这仅能获得边缘生物力学稳定。最近的趋势是使用自体肌腱移植（掌长肌、半腱膜、股薄肌或胸锁乳突肌）或同种异体肌腱移植的重建技术。许多技术已被报道，虽然已报告的大多数技术得到令人满意的结果，但用肌腱 8 字结移植重建具有生物力学上的优势，可能会有更好的长期结果。在这项技术中，移植物通过 3.2 mm 电钻的钻孔穿过胸骨和锁骨内侧端，可使用超强合成编织缝线，如 Orthocord（DePuy Mitek，Raynham，MA））和 Fibrewire（Arthrex，Naples，FL）可能有助于增强移植物，然后将移植物的两端拉紧并缝合在一起，关节囊周围任何残留的组织都可以被同时修复（图 9-7）。

2. 锁骨内侧骺板骨折

锁骨内侧端骨骺在 18—25 岁之间才会骨化。因此，25 岁以下患者的胸锁关节损伤，可能实际上是导致锁骨内侧骺板的骨折移位，而不是单纯的关节脱位。CT 扫描是首选的辅助检查（图 9-8）。幸运的是，大部分骺板受伤的患者要么是无移位的，要么是微小移位的，很少延伸到胸锁关节[20]。这些损伤的患者可以非手术治疗，用吊带悬吊固定。

超过 50% 的严重移位骨折患者在非手术治疗的情况下常常会持续有不适感[13]。一些研究建议在受伤后 7 天内对有后脱位骨折的患者尝试行闭合复位治疗，而切开复位术应适用于伴有纵隔压迫症状的损伤[17]。锁骨内侧骺板骨折一旦复位就会比较稳定，通常不需要克氏针固定[21]。受伤 7 天以后就诊的前侧骺板损伤或后侧骺板损伤可以对症处理，根据患者年龄不同，将会有一定程度的骨骼重塑。

3. Ⅱ型非创伤性结构组

Ⅱ型胸锁关节不稳定是由于关节稳定韧带的松弛或拉伸造成的。它可能由多种病因所致，包括有些使韧带松弛的疾病（马方综合征、埃勒斯 - 丹洛斯综合征），还有些能使韧带弹性减弱或韧带被拉伸的疾病，如退行性和炎症性关节炎，感染和继发于骨折畸形愈合的锁骨缩短。因此，正确的诊断需要准确的病史和详细的局部和全身检查。

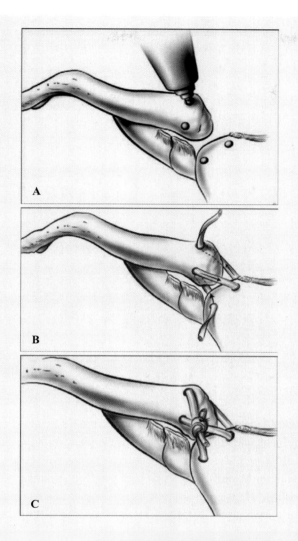

▲ 图 9-7　用腘绳肌腱八字结移植重建胸锁关节

A. 在锁骨内侧端和胸骨端使用 3.2mm 钻头钻孔；B. 用移植肌腱以 8 字形穿过这些洞；C. 肌腱末端拉紧并缝合 / 捆绑在一起

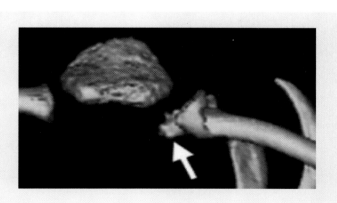

▲ 图 9-8　CT 三维重建提示 19 岁男性右锁骨内侧骨骺端骨折

在关节囊松弛的临床病例中，可能存在诸如埃勒斯－丹洛斯综合征和马方综合征的全身性韧带松弛的情况。典型的表现是这些患者在青少年时期没有明确创伤性病史，而存在锁骨内侧端突出和半脱位，伴有过顶运动时的疼痛。大部分的患者都能够成功通过物理疗法和注射糖皮质激素治疗获得满意效果。在最大的一宗病例报道中[22]，37例患者中的29例（78%）通过非手术治疗可以恢复所有的活动功能，8例患者（21%）持续有不适感，这些患者几乎都有持续半脱位的迹象。报道警告不要对这些患者进行手术治疗，因为所有接受手术治疗的患者报告结果都不满意。

因为后侧起限制作用的关节囊韧带更为强壮[23]，继发于韧带松弛的后向非创伤性Ⅱ型不稳定比前向不稳定少见[24]。然而，类似于创伤性后脱位，如果在任何时候患者的症状提示有胸骨后压迫症状，都表明需要切开复位手术治疗。

胸锁关节是一个滑膜关节，可以受到任何类型关节炎的影响。骨关节炎是最常见的，中年妇女发病最多。作为骨关节炎过程的一部分，韧带组织内的退行性改变和前方骨赘形成后的拉伸作用相结合，可能导致了关节囊的松弛。在某些患者中，这可能表现为关节有咔嗒声和半脱位以及相关联的疼痛。虽然不稳定通常不是首要的诉状，但在手术治疗时，无论是开放性还是关节镜下，锁骨内侧端切除术都应考虑到关节囊的松弛问题。

据报道，30%以上的类风湿性关节炎患者和90%以上的严重银屑病患者存在胸锁关节关节炎。这些情况的处理通常包括全身药物抑制和局部关节内类固醇注射，而病变严重的患者可以考虑行胸锁关节的清理和稳定手术治疗。

化脓性关节炎后可能出现胸锁关节不稳定。前关节囊和韧带结构的炎症渗出和破坏可导致关节半脱位甚至完全脱位。最初的治疗需要彻底清除潜在的感染，尽管在大多数情况下关节会变僵硬，但有时受损的前关节囊软组织结构也会得到重建修复。

锁骨骨折畸形愈合会导致锁骨内侧端相对向前成角，可导致胸锁关节有向前半脱位的外观和感觉。这一点在肩胛骨回缩活动时尤为突出，随着时间的推移，由于前侧胸锁关节关节囊被拉伸导致Ⅱ型不稳定。其他使肩胛骨处于持续异常位置的情况，如脊柱侧凸，也易发生非创伤性胸锁关节不稳[17]。如果锁骨畸形愈合引起的胸锁关节症状很明显，则需要锁骨截骨矫形术，同时可能有必要进行胸锁关节的稳定手术。

4. Ⅲ型肌肉模式组

Ⅲ型不稳定的特点是在其他正常肌肉组织和结构正常的关节存在的情况下，传入和传出神经肌肉生物反馈弧协调性差。胸大肌是最常见的受影响的肌肉，可以通过肌电图研究来确认。治疗的重点是重新学习正确的本体感受反馈发挥重要作用的肌肉收缩模式[25]。如果物理治疗进展缓慢，有时可以用肉毒杆菌毒素来抑制胸大肌的肌肉张力增高。

肌肉模式也可继发于Ⅰ型或Ⅱ型不稳定性，诊断为Ⅰ/Ⅲ或Ⅱ/Ⅲ型。在这种情况下，重要的是在任何稳定手术之前，生物反馈回路都要处理好。术前应常规使用肉毒杆菌毒素，以保护术后前3个月韧带的稳定性。

四、胸锁关节关节盘病理学

胸锁关节被一个完整的纤维软骨盘分成内侧和外侧两部分，和膝关节外侧室的盘状半月板相似。虽然很少见，但关节盘的损伤会引起疼痛和关节活动时的咔嗒声，有时这种咔嗒声被误认为是轻微的向前半脱位。在年轻患者中，剪切伤会导致关节盘中部的复杂撕裂。这种情况可能会发生在关节同时承受载荷和扭转时，例如在打网球中发球的时候。在老年患者中，一般已经存在有关节盘退行性改变，关节盘首先从关节的边缘开始撕裂，并且关节内常伴有关节软骨退行性改变。

MRI 扫描通常可以显示关节盘撕裂，与正常的同侧相比，呈典型的波浪形（图 9-9），而 CT 扫描不能显示关节盘。

超声引导注射可的松可作为一线治疗手段。如果上述方法不成功，那么就有指征行手术切除撕裂的关节盘。这在以前是作为一个开放手术进行的，但现在可以在关节镜下进行手术切除术。手术是将整个关节盘部分修整成形至稳定的边缘。在退行性撕裂的情况下，如果有明显的骨关节炎症状，也可以切除锁骨内侧端。

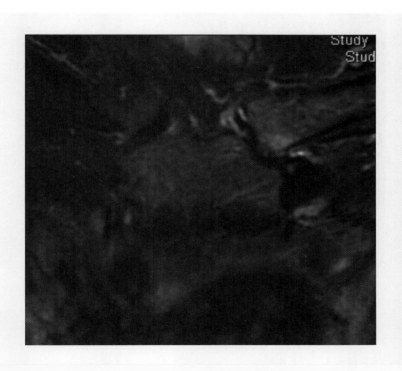

▲ 图 9-9　MRI 扫描

MRI 扫描（T_2）显示上关节盘呈波浪状，伴有少量关节积液。表示关节盘上的部分在关节囊中有撕裂 / 脱落

五、胸锁关节骨关节炎

胸锁关节骨性关节炎在 50 岁以上的患者中比较常见，尤其是女性。其通常无症状，可表现出继发于积液和骨赘增生的无痛性肿块。当出现症状后，患者会主诉有疼痛、捻发音及咔嗒声，尤其是在身体交叉内收和类似于上肢过头顶的这种运动时，如网球和高尔夫。

非手术治疗包括物理治疗、非甾体类抗炎药和超声引导下关节内类固醇注射，在大多数情况下是有效的。在有持续症状的患者中，切除部分退变关节盘和锁骨内侧端偶尔可行。当行开放性手术时，患者手术后需要固定一段时间以保护修复的前胸锁关节韧带，但现在可以在不固定的情况下进行关节镜下手术治疗[26]（图 9-10）。

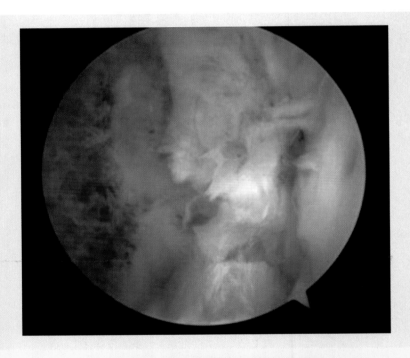

▲ 图 9-10　关节镜下右锁骨内侧端切除术
在图像的左边是锁骨的内侧端被切除后留下暴露的松质骨，在中间能看见切除的关节盘后缘，旁边是保留的胸骨关节软骨

六、其他胸锁关节病理学

胸锁关节可以看到其他不同类型的病理变化，包括炎症性关节病、晶体沉积性关节病（痛风和假性痛风）、SAPHO 综合征（滑膜炎、痤疮、脓疱增生和骨炎）和 CRMO（慢性复发性多发性骨髓

炎）。这些情况都是不常见的，对于有肿痛的胸锁关节医生应该留意这些情况，并予以鉴别；初步检查应该包括炎症标志物（CRP、ESR）的筛查和 MRI 或 CT 扫描。

问　答

1. 问：胸锁关节的稳定结构是什么？

答：稳定结构是动态和静态的软组织结构。静态稳定结构包括固有的锁骨内侧端关节面和胸骨关节面的形合度、前后胸锁韧带、纤维软骨关节盘、锁骨间及肋锁韧带。动态稳定结构由包裹在关节周围的肌肉腱膜组织构成。

2. 问：胸锁关节不稳定如何分类？

答：斯坦莫三角是一个实用的分类系统，它考虑了胸锁关节的不稳定性范围。

3. 问：哪种类型的脱位可能导致纵隔损害？有什么特征？

答：主要为后脱位，伴有吞咽困难、呼吸困难和（或）同侧手臂静脉充血或水肿的血管症状。

4. 问：为什么胸锁关节的非创伤性不稳定更常见于前方？

答：与前脱位相比，后脱位需要更大的直接暴力。

参考文献

[1] Lee JT, Campbell KJ, Mischalski MP, et al. Surgical anatomy of the sternoclavicular joint. J Bone Joint Surg Am. 2014;96(e166):1–10.

[2] Warth RJ, Lee JT, Millett PJ. Anatomy and biomechanics of the sternoclavicular joint. Oper Tech Sports Med. 2014;22:248–52.

[3] Emura K, Arakawa T, Terashima T, Miki A. Macroscopic and histological observations on the human sternoclavicular joint disc. Anat Sci Int. 2009;84(3):182–8.

[4] Renfree KJ, Wright TW. Anatomy and biomechanics of the acromioclavicular and sternoclavicular joints. Clin Sports Med. 2003;22(2):219–37.

[5] Spencer EE, Kuhn JE, Huston LJ, et al. Ligamentous restraints to anterior and posterior translation of the sternoclavicular joint. J Shoulder Elb Surg. 2002;11:43–7.

[6] Tubbs RS, Loukas M, Slappey JB, et al. Surgical and clinical anatomy of the interclavicular ligament. Surg Radiol Anat. 2007;29:357–60.

[7] Tubbs RS, Shah NA, Sullivan BP, et al. The costoclavicular ligament revisited: a functional and anatomical study. Romanian J Morphol Embryol. 2009;50(3):475–9.

[8] Koch MJ, Wells L. Proximal clavicle physeal fracture with posterior displacement: diagnosis, treatment, and prevention. Orthopaedics. 2012;35(1):e108–11.

[9] Webb PA, Schuey JM. Epiphyseal union of the anterior iliac crest and medial clavicle in a modern multiracal sample of American males and females. Am J Phys Anthropol. 1985;68:4567–466.

[10] Ludewig PM, Behrens SA, Meyer SM, et al. Three-dimensional clavicular motion during arm elevation: reliability and descriptive data. J Orthop Sports Phys Ther. 2004;34:140–9.

[11] Mehta JC, Sachdev A, Collins JJ. Retrosternal dislocation of the clavicle. Injury. 1973;5:79–83.

[12] Wirth MA, Rockwood CA. Acute and chronic traumatic injuries of the sternoclavicular joint. J Am Acad Orthop

Surg. 1996;4:268–78.

[13] Thut D, Hergan D, Dukas A, et al. Sternoclavicular joint reconstruction: a systematic review. Bull NYU Hosp Jt Dis. 2011;69:128–35.

[14] Tepolt F, Carry PM, Heyn PC. Posterior sternoclavicular joint injuries in the adolescent population: a meta-analysis. Am J Sports Med. 2014;42(10):2517–24.

[15] Deutsch AL, Resnick D, Mink JH. Computed tomography of the glenohumeral and sternoclavicular joints. Orthop Clin North Am. 1985;16:497–511.

[16] Yeh GL, Williams GR. Conservative management of sternoclavicular injuries. Orthop Clin North Am. 2000;31:189–203.

[17] Sewell MD, Al-Hadithy N, Le Leu A, Lambert SM. Instability of the sternoclavicular joint. Current concepts in classification, treatment and outcomes. Bone Joint J. 2013;95B(6):721–31.

[18] Rockwood CA, Wirth MA. Injuries to the sternoclavicular joint. In: Rockwood CA, Green DP, Bucholz RW, Heckman JD, editors. Rockwood and Green's fractures in adults. 4th ed. Philadelphia: Lippincott-Raven; 1996. p. 1415–71.

[19] Rockwood CA. Dislocations of the sternoclavicular joint. In: Evans EB, editor. American Academy of Orthopaedic Surgeons instructional course lectures, vol. XXIV. St Louis: CV Mosby; 1975. p. 144–59.

[20] Nordqvist A, Petersson C. The incidence of fractures of the clavicle. Clin Orthop Relat Res. 1994;300:127–32.

[21] Lyons FA, Rockwood CA Jr. Migration of pins used in operations on the shoulder. J Bone Joint Surg Am. 1990;72-A:1262–7.

[22] Rockwood CA Jr, Odor JM. Spontaneous atraumatic anterior subluxation of the sternoclavicular joint. J Bone Joint Surg Am. 1989;71-A:1280–8.

[23] Spencer EE, Kuhn JE. Biomechanical analysis of reconstructions for sternoclavicular joint instability. J Bone Joint Surg Am. 2004;86(1): 98–105.

[24] Martin SD, Altcheck D, Erlanger S. Atraumatic posterior dislocation of the sternoclavicular joint: a case report and literature review. Clin Orthop Relat Res. 1993;292:159–64.

[25] Sonazaki H, Mitsui H, Miyanaga Y, et al. Clinical features of 53 cases with pustulotic arthro-osteitis. Ann Rheum Dis. 1981;40:547–53.

[26] Tytherleigh-Strong G, Griffiths D. Arthroscopic excision of the sternoclavicluar joint for the treatment of strenoclavicular osteoarthritis. Arthroscopy. 2013;29:1487–91.

第 10 章　锁骨骨折
Clavicle Fractures

David Copas　Michael Walton　**著**

俞叶锋　沈中海　**译**

学习要点

➢ 由于锁骨中部骨干相对较脆弱，锁骨骨折是常见的运动损伤。

➢ 尽管 CT 扫描对复杂的骨折类型和锁骨内侧骨折可能有用，但通常 X 线就足够了。

➢ 基于骨折愈合率的预后指标可以指导临床决策。

➢ 假如有手术指征，外科内固定手术会导致更高的骨折愈合率和运动恢复比例。

一、概述

肩关节是一个复杂的闭合链机制，由 4 个关节组成：胸锁关节、肩锁关节、盂肱关节及肩胛胸关节。每个关节在组成和功能上都是独特的，但它们结合起来提供了一个在空间中定位手臂和手的坚固底座。锁骨呈 S 形，男性锁骨较长，弯曲更明显。运动员或体力劳动者中的锁骨较粗。锁骨内侧 2/3 呈圆形，在胸骨端部形成前凸；外侧 1/3 较扁平且向后弯曲与肩胛骨形成关节。锁骨是肩胛骨与躯干的唯一骨骼连接，因此锁骨的损伤会影响整个肩关节的生物力学。

锁骨是胎儿骨化的第一根骨头，有三个骨化中心。在子宫内，胎儿于第 5 周开始出现位于中间和外侧的两个初级骨化中心，形成锁骨的体部；次级骨化中心形成胸骨端，出现在十几岁后期，直到 25 岁才与锁骨体融合。锁骨内侧端与胸骨柄及第一肋骨的软骨形成马鞍状的关节。这是一个牢固稳定的关节，主要允许在前后方向和垂直平面内进行运动。它的稳定性来自排列复杂的韧带和需要相当大的力量才能破坏的关节囊。肩锁关节是一个与肩胛骨肩峰端连接的侧面关节，其稳定性取决于关节囊和喙锁韧带，而且关节内有半月板同源物。

锁骨有许多肌肉附着。胸锁乳突肌止点在锁骨内侧，而在锁骨外侧有胸大肌和三角肌的起点。

这就留下了一个潜在裸露的中间骨干，而中间骨干部分也是整个锁骨最细的部位。因此，这个区域更容易出现骨折。

锁骨骨折传统上是采用保守治疗。然而，最近的研究表明，手术治疗有益于减少骨折不愈合率和有症状的骨折畸形愈合[1]。本章将尝试对锁骨骨折的治疗提供一个实用的指导。

二、锁骨骨折的流行病学

锁骨骨折在成人中很常见，发生率高达5%[2, 3]。绝大多数发生在锁骨中段（70%～80%）[3, 4]，其次是最常见的是外侧端，而内侧相对罕见。

流行病学上有性别差异，发生率男女之比约为3:1[3, 5]。男性的发病率在20岁时是最高的，然后每10年逐渐下降，直到70岁。女性的发病率尽管在青少年和老年人中稍高，但相对恒定。年轻人锁骨骨折与运动损伤高度相关，美国最近的一项研究表明，45%的锁骨骨折与运动损伤有关[5]。

在多发伤中高能量锁骨骨折治疗的重要性已得到越来越多的重视。在伴有严重胸部损伤的患者中，提倡早期内固定。对伴有胸部创伤的患者进行锁骨骨折手术治疗，能缩短ICU的住院时间。

三、临床表现

锁骨骨折的诊断通常是直接的。重要的是要准确评估损伤的机制，以及患者的整体医疗状况、娱乐活动和职业。了解患者对恢复到较高水平的生理功能的期望值也非常重要，尤其是对于重复性的过顶运动。

大多数锁骨骨折的生物力学机制是高处坠落或对肩关节的直接暴力，导致轴向压缩力[6, 7]。锁骨干中段的解剖移行区由于其相对脆弱而容易出现骨折。如果骨折移位，受到肌肉牵拉作用，断端会出现短缩。胸锁乳突肌将内侧断端向上和向后牵拉，外侧端在胸大肌和三角肌的作用下向下方和外侧移位。这通常导致肩部的下垂畸形，表现为骨折远端向下方和内侧移位。在严重畸形的情况下，应注意评估表面覆盖的皮肤，以确定它是否受到侵害。骨折端隆起的皮肤可能会影响治疗决策过程。

临床上可以测量从胸骨切迹到两侧肩锁关节的锁骨长度，并记录其差异。这不仅要对受累上肢进行仔细的神经系统检查，而且也要评估其他的相关损伤，包括胸锁关节、肩锁关节、肱骨近端和手臂远端的症状。

诊断首先采用常规的X线摄片。需要拍摄前后位片和头倾（15°～45°）位片。Serendipity位片可以看到锁骨内侧1/3的骨折和涉及胸锁关节的损伤，是球管向头倾斜40°的角度对准锁骨胸骨端拍摄的。

偶尔需要 CT 来评估锁骨骨折。其最重要的作用是在普通 X 线平片不足以对内侧锁骨骨折和影响胸锁关节的损伤时进行评估。CT 扫描应包括胸锁关节和至少两侧锁骨的一半，以便进行左右比较。另外，在多段骨折中为了制订手术计划也需要研究骨折的形态学。如果考虑有血管损伤，可以进行经静脉造影的增强 CT 检查。

四、分类

分类系统应该是可靠的，可重复的，可以作为治疗的基础，理想情况下可以作为预后的预测指标。它允许使用一种通用语言进行交流，并可以进行可靠的研究。锁骨骨折有许多分类系统，但在某种程度上说，大多数都达不到这些目标 [8, 9]。

我们更偏向使用罗宾逊分类系统 [3]。通过识别有发生并发症风险的分组，该分类提供了可靠的预后指导，使得治疗和资源集中在这些高风险人群上。

锁骨分为明显的三个不同区域：内侧、外侧的各 1/5，中间的 3/5。根据成角、移位和粉碎程度，最常见的是中段骨折，2 型损伤，其按角度、位移和粉碎可以进行细分。内侧和外侧损伤按照是否关节内受累进行分类。罗宾逊的论文通过 1000 个病例证明了此分类系统具有很好的可靠性和可重复性（图 10-1）。

罗宾逊分类系统还可进一步用来识别骨折不愈合的危险因素 [10]（图 10-2）。年龄、性别、骨折的移位程度和粉碎程度均与骨折不愈合相关。从这些相对风险因素中，产生了一种计算工具，可以预测骨折不愈合的概率。

预后指数 =[–0.85 ×（如果移位，则为 1；如果未移位，则为 0）]+[–0.36 ×（如果是女性，则为 1；如果是男性，则为 0）]+[–0.37 ×（如果是粉碎性骨折，则为 1；如果是非粉碎性骨折，则为 0）]+[–0.01 ×（患者年龄，以年为单位）]。

例如，一名患有移位性的粉碎性骨干骨折（预后指数为 –2.18）的 60 岁妇女，其骨折在 12 周时不愈合的预计概率约为 75%，而 24 周时骨折不愈合的概率为 45%。而预后指数为 –1.05 的患者（例如，一名 20 岁的男性，移位但未粉碎的骨折）有 40% 的可能性在 12 周内骨折仍未愈合，而只有 7.5% 的可能性在第 24 周时仍然不愈合。这表明早期手术可能对预后指数较低的患者有益。

五、治疗

（一）中段骨折（罗宾逊 2 型）

无移位的锁骨中段骨折（2A 型）可以进行保守治疗。它们通常都会愈合，患者也能恢复非常

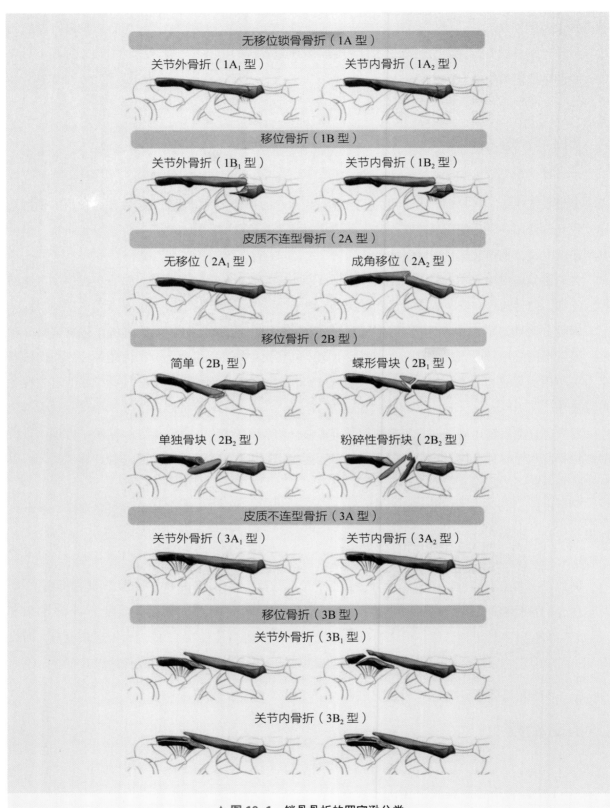

▲ 图 10-1　锁骨骨折的罗宾逊分类

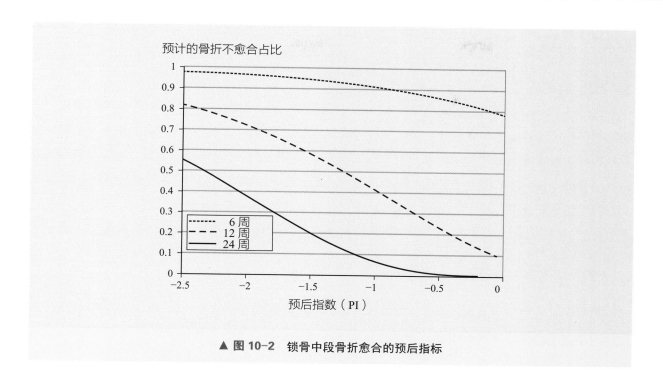

▲ 图 10-2　锁骨中段骨折愈合的预后指标

好的功能。但是移位骨折的处理仍有争议。历史证据表明，大多数骨折愈合良好，患者对治疗结果满意；然而最近的研究表明，保守治疗移位性骨折的不愈合率可能更高，疗效更差。

（二）非手术治疗

宽的前臂悬吊带是最常用的非手术治疗方法。与 8 字绷带相比，它有更好的患者满意度评分，但功能结果相同[11]。后者也有较高的骨折不愈合率。值得注意的是，这两种固定方式都不能改善骨折的移位、缩短，因此总是会导致一定程度的畸形愈合。

前臂悬吊带只是为了舒适而使用。当功能恢复和疼痛减轻时，它就可以被丢弃了。这通常也意味着骨折愈合和恢复活动。

（三）一期手术治疗

加拿大骨科创伤协会报告了移位锁骨中段骨折保守治疗与手术治疗的一个多中心、随机、对照试验研究。他们的结论是，手术干预在所有时间点都能产生更好的效果，骨折不愈合率更低[12]。然而，由同一作者进行的荟萃分析评估了 6 项共 412 名患者的随机对照研究，总结了手术治疗优于非手术治疗，但没有发现明显的证据表明手术组的长期功能结果优于非手术组[1]。英国一项类似的大型多中心试验[13]表明，与非手术治疗相比，切开复位和内固定降低了移位锁骨中段骨折不愈合率，这也伴随着更好的功能效果。然而，他们得出的主要结论是，结果评分的改善主要是由于预防了导致功能更差的骨折不愈合。手术组和保守治疗组骨折愈合后功能很少有差异。此外作者还强调了外科手术有更高的并发症发生率和更贵的费用。

2013 年的一篇 Cochrane 综述中指出，随机对照研究对于急性锁骨中 1/3 骨折手术与保守治疗相对有效性的证据有限[14]。他们的结论是，在仔细考虑每种治疗方式的相对益处和风险后，应根据个人情况选择治疗方法。很明显，还需要让患者参与讨论，探讨他们的期望和需求。

我们目前的做法是对未移位的骨折采用宽的前臂悬吊带保守治疗，并在门诊复查 X 线平片，以确保不再移位，并进展为骨愈合。移位骨折的治疗依据个体化的原则。在我们的实践中，主要是针对那些临床检查或 X 线平片上缩短超过 2cm，通常有典型的肩膀下垂外观的患者，我们试图评估随后发生骨折不愈合的可能性和影响。那些年轻、活跃的患者，特别是那些计划重返高水平运动或涉及上肢反复举高或进行过顶活动的运动员患者，在恢复速度和结果可预测性方面，更可能从早期手术中获益。任何手术干预都应该由有经验的外科医生进行，以将并发症的风险降到最低。

（四）切开复位内固定

钢板固定是最常用的手术方法，但需注意保护锁骨上神经及其分支。目前的现代植入技术已允许使用具有解剖学轮廓的动力加压锁定螺钉的锁骨骨折钢板。这些可以使骨骼解剖结构恢复正常，同时钢板不那么明显突出，因此减少了对钢板取出的要求。钢板通常放置在锁骨的上表面，这已被证明具有生物力学优势[15]，并且需要剥离的软组织最少。在 $2B_1$ 型和 $2B_2$ 型损伤中，拉力螺钉技术可用于加压和稳定碟形骨片（图 10-3）。前路植入技术也可以使用，支持者强调这种入路可以减少钢板的突出以及便于随后取出的需要。

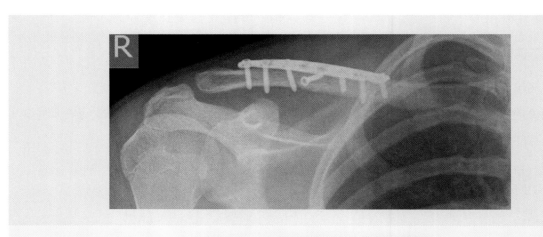

▲ 图 10-3　$2B_1$ 型锁骨骨折的切开复位内固定

因为过度的钻探和攻丝可能会损伤下方结构，所以必须注意保护锁骨下区的结构。术后摄 X 线平片，对患肢进行神经血管情况评估并记录。术后使用悬吊固定以提高舒适度，并开始简单的摆动练习。大多数运动员可以在 3 ～ 6 周内恢复训练，且在 6 ～ 12 周内恢复比赛。经仔细固定后的骨折不愈合很少见。

（五）髓内固定（IM 固定）

髓内钉技术的优点是切口小，减少解剖和软组织剥离，相对保护锁骨上神经以及缩短手术时间。历史上使用钢针或改良过钢钉固定的技术已经有发生严重并发症的报道，如胸腔内移位和锁骨下结构损伤。这些是从外侧骨块插入的刚性装置。弹性钛钉在许多长骨骨折的固定中越来越受欢迎，尤其在儿童患者中。它们的工作原理是在骨髓质中提供三点固定，并且不易出现以前的钢针和钢钉的问题。这是一个相对稳定的固定，可以通过骨痂形成达到骨愈合，这样可以快速愈合，而且有证据表明它对寻求早日回归运动的运动员很有意义 [16]。有越来越多的证据支持弹性髓内钉在锁骨骨折中的应用。然而，弹性钉无法被静态锁定，这导致植入物的轴向和旋转稳定性较差。因此，弹性钉固定稳定性弱于钢板固定。实践中，在运动员和青少年中使用髓内固定纵向稳定的骨折（简单的骨干中部移位骨折，$2B_1$ 型），它可以提供良好的功能和美容效果。弹性钉一般在术后 3 ～ 6 个月取出。

我们的技术包括顺行钛合金弹性钉的使用。通过在骨折部位上方表面做一个小切口来暴露骨折部位，然后在直视下复位骨折端，以确保纵向稳定性。接着弹性钉逆行进入内侧骨折端，并从前内侧皮质穿出，将骨折复位，弹性钉在透视监视下顺行进入远端骨折块。最后剪短弹性钉，缝合伤口（图 10-4）。术后康复治疗与钢板内固定相同。

六、锁骨骨折并发症的处理

（一）不愈合

在过去我们感觉锁骨骨折的不愈合率是比较低的，但更重要的是随着研究的深入，人们发现不愈合的比例越来越高。在 1975—2005 年对所有移位的锁骨中段骨折进行的大型荟萃分析中，非手术治疗的骨折不愈合率为 15.1%，而手术治疗的仅为 2.2%[17]。年龄增长、女性、骨折短缩大于2cm、骨折完全移位、吸烟史、骨折粉碎为骨折不愈合的危险因素，在分型章节中提到的罗宾逊分类计算法可用于识别骨折不愈合的高危人群。

骨折不愈合表现为疼痛、局部异响、无力和活动受限。最终的结果可能是功能的显著降低，从而影响工作、运动和日常活动。临床诊断可经放射学 X 线平片或 CT 检查证实。

在有症状的不愈合情况下，我们的首选方案是开放手术钢板内固定。在肥大性骨折不愈合中，通常存在机械稳定性的下降，导致骨折端过度的活动，妨碍了软骨痂向硬骨痂的转化。坚强固定可以创造一个促进骨愈合的环境。在萎缩性骨折不愈合中，可能存在生物学上的失败和稳定性上的原因。因此，需要予坚强内固定的同时通过骨皮质剥离术、钻髓腔或植骨等方法进行生物刺激。钢板固定效果可靠，术后愈合率高，并发症发生率低 [18, 19]。

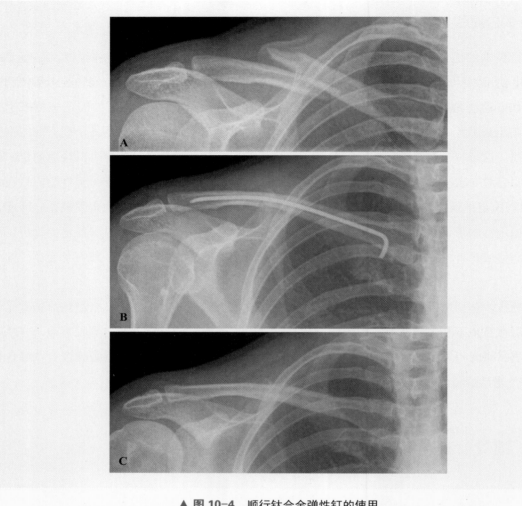

▲ 图 10-4　顺行钛合金弹性钉的使用
A. 移位的中段骨折术前片子；B. 术后 6 周；C. 术后 6 个月时拔钉后

（二）畸形愈合

锁骨畸形愈合通常被认为影响美观，但在功能上是可以容忍的[20, 21]。然而，随着患者报告结果评价的出现，越来越明显情况并非总是如此。疼痛、力量下降、易疲劳等情况和美容问题一样在文献中都有记载[22-24]。

畸形愈合后发生的短缩和旋转畸形可导致一系列生物力学改变。肩膀锁骨杠杆臂的缩短导致肩胛骨的相对前伸，可导致关节盂方向的改变和肩胛骨的相互翼状改变。锁骨的缩短也可能对肩部周围的肌肉功能产生影响。肌肉张力降低，肩部周围的力量平衡改变，导致无力和耐力下降，使患者更容易出现疲劳[23, 25]。这可能会导致功能问题，特别是过顶运动。Hill 等[22] 也认为，确定的锁骨畸形愈合将导致肩锁关节和胸锁关节的异常负荷。这进而可能导致关节症状，早期疼痛和患者满意度下降。

在锁骨畸形愈合后，神经血管问题和胸廓出口综合征的文献也有报道。这可能是由于骨痂或骨折碎片侵犯了神经结构。这些症状在需上肢过顶的运动员身上表现得更为明显 [26]。

有症状的畸形愈合并不常见，但如果一旦发生，治疗方案需遵循一个完整的过程。首先采用非手术治疗，患者可以通过物理治疗来改善肌肉的平衡和力量。而对于那些通过保守治疗和改变生活方式没有得到改善的患者，应该考虑手术治疗。

畸形愈合的外科手术包括术前周密的计划，CT 成像被用来评估截骨平面，而这通常是在原来的骨折平面。手术步骤与初次手术入路相似，暴露畸形愈合处，并进行低能量截骨。用钻头打开髓腔以促进固定后的骨性愈合，骨折复位时要注意重建原始长度和旋转对位。使用钢板加压固定来创造一个坚强固定的环境以达到骨的直接愈合。文献显示，截骨矫形手术可以改善畸形愈合患者的症状 [27, 28]。

（三）外 1/3 骨折

锁骨远端骨折约占锁骨骨折的 1/4，老年人和女性患者多见，其损伤机制通常是简单的摔倒。大多数骨折发生在喙锁韧带复合体周围，如果该韧带失去功能，则会发生移位。移位的外侧锁骨骨折有很高的不愈合率（图 10-5A），应考虑早期固定以稳定喙锁复合体（图 10-5B）。由于骨量少，手术可能很有挑战性。非移位性损伤在保持韧带复合体完整性的情况下，可以非手术治疗。不愈合率相对较高，大约有 1/3。然而，其中只有 1/3 是有症状的。Robinson 等推荐采用悬吊固定的保守治疗来处理这些损伤。在软组织受损或浮肩的情况下，应该考虑更积极的手术治疗。

（四）内 1/3 骨折

由于韧带结构的坚固，内 1/3 骨折是很少见的损伤类型，且很少发生移位。因此，绝大多数患者可以保守治疗，使用宽的前臂悬吊带，进行镇痛，并在疼痛可耐受的情况下早期活动。对于那些确实有移位的患者，由于后方神经血管紧贴骨折部位，所以仔细评估神经血管结构是至关重要的。如果有证据表明由于向后移位而造成后方结构受损，应在能够处理可能出现的并发症（血管 / 胸外科专业知识）的情况下迅速复位。移位骨折可能需要切开复位内固定。

七、总结

无移位的锁骨骨折倾向于非手术治疗。移位骨折的处理应个体化，根据患者的期望和需求来制定相应的治疗方案非常重要。年轻的运动员，尤其是那些需要反复进行过顶活动的运动员，对骨折不愈合和畸形愈合的耐受度不高。因此，移位、短缩或多段骨折的患者应考虑早期手术固定，以利于早期和可预测的恢复。

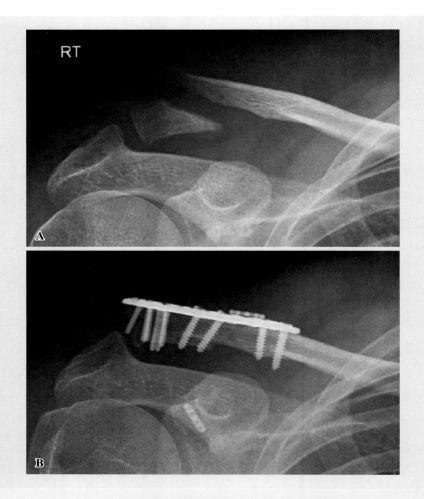

▲ 图 10-5 外 1/3 锁骨骨折及手术稳定喙锁复合体
A. 外 1/3 锁骨骨折不愈合；B. 切开复位、内固定和喙锁袢钢板辅助固定术后骨愈合

问　答

1. 问：请描述锁骨的骨性结构。

答：锁骨呈 S 形，男性锁骨较长，曲度较明显，运动员或体力劳动者锁骨较粗。内侧 2/3 为圆形，胸骨端向前凸。外侧 1/3 较扁平并向后弯曲以连接肩胛骨。

2. 问：为什么锁骨最常在中段骨折？

答：胸锁乳突肌附着在内侧，而在外侧有胸大肌和三角肌的起点，这就留下了一个潜在裸露的中间骨干，而中间骨干部分也是整个锁骨最细的部位。因此，这个部位更容易出现骨折。

3. 问：哪些因素对骨折不愈合的发生有负向预测作用？

答：年龄、性别、移位程度、粉碎程度均与骨折不愈合有关。

4. 问：为什么锁骨外 1/3 骨折会移位？

答：大多数骨折发生在喙锁韧带复合体周围，如果喙锁韧带失去功能，就会发生移位。

5. 问：锁骨骨折的保守治疗最好采用宽的前臂悬吊还是 8 字绷带固定？

答：宽的前臂悬吊固定是最常用的非手术治疗方法，与 8 字绷带相比，它有更好的患者满意度，但功能结果相同。

参考文献

[1] McKee RC, Whelan DB, Schemitsch EH, McKee MD. Operative versus nonoperative care of displaced midshaft clavicular fractures: a metaanalysis of randomized clinical trials. J Bone Joint Surg Am. 2012;94(8):675–84.

[2] Postacchini F, Gumina S, De Santis P, Albo F. Epidemiology of clavicle fractures. J Shoulder Elb Surg. 2002;11(5):452–6.

[3] Robinson CM. Fractures of the clavicle in the adult. Epidemiology and classification. J Bone Joint Surg Br. 1998;80(3):476–84.

[4] Nordqvist A, Petersson C. The incidence of fractures of the clavicle. Clin Orthop Relat Res. 1994;300:127–32.

[5] Van Tassel D, Owens BD, Pointer L, Moriatis Wolf J. Incidence of clavicle fractures in sports: analysis of the NEISS Database. Int J Sports Med. 2014;35(1):83–6.

[6] Nowak J, Mallmin H, Larsson S. The aetiology and epidemiology of clavicular fractures. A prospective study during a two-year period in Uppsala, Sweden. Injury. 2000;31(5):353–8.

[7] Stanley D, Trowbridge EA, Norris SHJ. The mechanism of clavicular fracture. A clinical and biomechanical analysis. Bone Joint Surg Br. 1988;70(3):461–4.

[8] Allman FL Jr. Fractures and ligamentous injuries of the clavicle and its articulation. J Bone Joint Surg Am. 1967;49(4):774–84.

[9] Neer CS. Fracture of the distal clavicle with detachment of the coracoclavicular ligaments in adults. J Trauma. 1963;3:99–110.

[10] Robinson CM, Court-Brown CM, McQueen MM, Wakefield AE. Estimating the risk of nonunion following nonoperative treatment of a clavicular fracture. J Bone Joint Surg Am. 2004;86-A(7):1359–65.

[11] Andersen K, Jensen PO, Lauritzen J. Treatment of clavicular fractures. Figure-of-eight bandage versus a simple sling. Acta Orthop Scand. 1987;58(1):71–4.

[12] Canadian Orthopaedic Trauma Society. Nonoperative treatment compared with plate fixation of displaced midshaft clavicular fractures. A multicenter, randomized clinical trial. J Bone Joint Surg Am. 2007;89(1):1–10.

[13] Robinson CM, Goudie EB, Murray IR, Jenkins PJ, Ahktar MA, Read EO, Foster CJ, Clark K, Brooksbank AJ, Arthur A, Crowther MA, Packham I, Chesser TJ. Open reduction and plate fixation versus nonoperative treatment for displaced midshaft clavicular fractures: a multicenter, randomized, controlled trial. J Bone Joint Surg Am. 2013;95(17):1576–84.

[14] Lenza M, Buchbinder R, Johnston RV, Belloti JC, Faloppa F. Surgical versus conservative interventions for treating fractures of the middle third of the clavicle. Cochrane Database Syst Rev. 2013;6:CD009363.

[15] Iannotti MR, Crosby LA, Stafford P, Grayson G, Goulet R. Effects of plate location and selection on the stability of midshaft clavicle osteotomies: a biomechanical study. J Shoulder Elb Surg. 2002;11(5):457–62.

[16] Jubel A, Andemahr J, Bergmann H, Prokop A, Rehm KE. Elastic stable intramedullary nailing of midclavicular fractures in athletes. Br J Sports Med. 2003;37(6):480–3.

[17] Zlowodzki M, Zelle BA, Cole PA, Jeray K, McKee MD, Evidence-Based Orthopaedic Trauma Working Group. Treatment of acute midshaft clavicle fractures: systematic review of 2144 fractures: on behalf of the

Evidence- Based Orthopaedic Trauma Working Group. J Orthop Trauma. 2005;19(7):504–7.

[18] Ebraheim NA, Mekhail AO, Darwich M. Open reduction and internal fixation with bone grafting of clavicular nonunion. J Trauma. 1997;42(4):701–4.

[19] Olsen BS, Vaesel MT, Søjbjerg JO. Treatment of midshaft clavicular nonunion with plate fixation and autologous bone grafting. J Shoulder Elb Surg. 1995;4(5):337–44.

[20] Nordqvist A, Redlund-Johnell I, von Scheele A, Petersson CJ. Shortening of clavicle after fracture. Incidence and clinical significance, a 5-year follow-up of 85 patients. Acta Orthop Scand. 1997;68(4):349–51.

[21] Oroko PK, Buchan M, Winkler A, Kelly IG. Does shortening matter after clavicular fractures? Bull Hosp Jt Dis. 1999;58(1):6–8.

[22] Hill JM, McGuire MH, Crosby LA. Closed treatment of displaced middle- third fractures of the clavicle gives poor results. J Bone Joint Surg Br. 1997;79(4):537–9.

[23] McKee MD, Pedersen EM, Jones C, Stephen DJ, Kreder HJ, Schemitsch EH, Wild LM, Potter J. Deficits following nonoperative treatment of displaced midshaft clavicular fractures. J Bone Joint Surg Am. 2006;88(1):35–40.

[24] Rosenberg N, Neumann L, Wallace AW. Functional outcome of surgical treatment of symptomatic nonunion and malunion of midshaft clavicle fractures. J Shoulder Elb Surg. 2007;16(5):510–3.

[25] Ledger M, Leeks N, Ackland T, Wang A. Short malunions of the clavicle: an anatomic and functional study. J Shoulder Elb Surg. 2005;14(4):349–54.

[26] Kitsis CK, Marino AJ, Krikler SJ, Birch R. Late complications following clavicular fractures and their operative management. Injury. 2003;34(1):69–74.

[27] Hillen RJ, Eygendaal D. Corrective osteotomy after malunion of mid shaft fractures of the clavicle. Strategies Trauma Limb Reconstr. 2007;2(2-3):59–61.

[28] McKee MD, Wild LM, Schemitsch EH. Midshaft malunions of the clavicle. J Bone Joint Surg Am. 2003;85-A(5):790–7.

第11章　运动员盂肱关节炎
Glenohumeral Arthritis in Athletes

Peter A. D'Alessandro　Andrew L.Wallace　著

何晓君　陈　刚　译

> **学习要点**
>
> ➤ 关注与软骨损伤相关的症状和体征有助于对软骨损伤进行早期诊断和合理治疗。
>
> ➤ 软骨损伤可能与其他病状同时存在且单凭影像学检查结果难以准确诊断。
>
> ➤ 运动员应该接受有关关节炎疾病自然史的教育，相应地调整对运动的期望值并控制运动强度。
>
> ➤ 尽管关节镜手术是特别有效的手段，但在治疗选择时往往专注于保持运动员的运动生涯而选择保守治疗。
>
> ➤ 选择其他手术治疗仅仅只是为了挽救职业生涯，但也可能因此而终结职业生涯。

一、概述

对运动员来说，任何主要关节的进行性软骨损伤都有可能是巨大的伤痛，也是运动员提前退役的常见原因[1]。软骨损伤轻重不等，从轻微症状的局灶性软骨损伤到爆发性双相关节炎均有可能发生。肩部盂肱关节关节炎一般定义为关节两侧的任意一边存在 Outerbridge Ⅲ级或Ⅳ级软骨病变，这意味着软骨厚度缺失大于 50%[2, 3]。对运动员而言，特别是那些从事重复动作或投掷运动的运动员及参与对抗性运动的运动员，这种损伤可能导致严重的功能障碍。对这类患者而言可供选择的治疗手段有限，因此治疗比较复杂[4]。尽管包括关节置换术在内的手术治疗对于功能需求不高的老年患者而言是有效的，但对于年轻患者肩部盂肱关节炎的治疗则具有非常大的挑战性[5-7]。

大多数研究肩部盂肱关节关节炎的骨科文献要么关注那些有明确关节置换手术指征且手术成功的老年人；要么关注相对"年轻"但也只是要求生活方式稍微积极一些仍处于中年的患者[5, 8, 9]。

然而这些人相对于那些更加年轻的而且是专业运动员或业余运动员的人而言，对于身体素质的要求及对关节功能的期望值是显著不同的。这些年轻患者的首要目标通常是他们的关节功能最大化和运动表现的最优化，同时尽可能延长他们的职业生涯。治疗团队必须十分清楚每个患者的个体化需求，以提供从关节功能、运动水平及远期效果方面都能获得尽可能好的结果的治疗。

本章将特别关注对于为数不多属于重要群体的专业和业余运动员的肩部盂肱关节软骨损伤和关节炎的处理。协助多学科小组处理这些患者时，有以下三类治疗方案可供选择：一是能最有效地维持职业生涯的方法；二是微创治疗失败后的补救措施；最后的选择是结束职业生涯的方案，通常不利于大多数运动，需要停止体育活动。

二、病因学

（一）原发性骨关节炎

虽然原发性骨关节炎的具体病因尚不清楚，但几乎可以肯定的是，这种疾病有一个重要的遗传因素。真正特发的盂肱关节原发疾病是比较少见的，在所有患有关节炎的患者中，只有不到 3% 的人是原发性的 [10]。这类患者多为弥漫性和双相性疾病，一般年龄在 60 岁以上，多为女性，有多发的关节退变 [11]。典型的原发性关节炎会导致肩胛盂后侧的磨损并最终导致肱骨头向后半脱位，而肩袖撕裂在这一人群中并不常见 [5]。

（二）继发性骨关节炎

局灶性的软骨损伤在有症状的盂肱关节炎的自然史中的作用尚不清楚，在年轻的患者中有许多软骨损伤是可以被很好地耐受的 [5]。然而，继发于创伤的有症状的软骨损伤，尤其是急性损伤或有反复的不稳定，是运动员人群中发生关节炎最常见的原因。有证据表明，多达 10% 的不稳定性患者在手术中都发现有明显的软骨损伤 [12]。发生过肩关节脱位的患者发生盂肱关节关节炎的风险是普通人群的 20 倍 [13, 14]。运动员从事反复过顶运动，如网球运动员的优势臂或投掷运动员，经常会产生肩关节内撞击。这与隐匿性软骨损伤有关，后者也可能导致关节炎 [10, 15, 16]。软骨损伤也可由其他病理过程引起，包括骨坏死、剥脱性骨软骨炎或感染后遗症 [2]。

医源性软骨损伤并不多见，但很重要，尤其是关节镜手术后的软骨溶解。植入的生物可吸收缝合锚钉和术中使用射频探头被认为可能是发生软骨溶解的诱因 [17]。然而，在 21 世纪初绝大多数医源性软骨损伤病例都与使用含有局部麻醉药丁哌卡因的关节内灌流泵有关，这导致了这些年轻患者在术后几个月内发生暴发性的软骨溶解和广泛的盂肱关节关节炎 [18-20]。重要的是，在单次关节腔注射局麻药治疗的患者中未发现类似的情况，所以对关节内灌流泵相关并发症的认识应该能降低今后术后软骨溶解症的发生率 [21, 22]。

三、诊断

（一）体征和症状

患有盂肱关节关节炎的运动员可能会表现为非特异性的体征和症状，需要仔细的诊断评估来确定其根本原因。其他更常见的肩部病变包括肩袖部分撕裂、二头肌肌腱病变、肩峰下滑囊炎或肩胛盂唇撕裂也可能同时存在。狭隘地关注这些问题可能会延误软骨损伤的诊断和治疗，而软骨损伤可能损害运动员的职业生涯。

与诊断其他任何患者一样，医生要对运动员详细地询问病史，特别要关注创伤、脱臼或既往手术史。重要的是要发掘那些容易忽视的症状，包括轻微的不稳定现象或相对于既往水平的运动能力的轻微下降。常见的症状有夜间疼痛，患者有时疼痛严重而无法朝患侧侧卧睡觉；弹响、摩擦感、绞锁伴疼痛也常见报道 [10]。需要注意的是有些症状对普通人不一定有影响，但可能导致运动员的功能受限 [1]；这些运动员中的许多人可能会继续比赛和发挥功能，但运动水平会逐渐退化。

体格检查可以发现肩胛周围肌肉萎缩或听到捻发音。关节间隙可能有压痛，特别是后关节间隙压痛是软骨损伤的一个更具特征性的表现。关节活动受限在关节炎的早期阶段可能不明显，以外旋受限伴疼痛最为常见。要注意到有"疼痛弧"的患者在中低运动范围内产生的疼痛，因为这种疼痛更可能是软骨损伤而不是机械撞击所导致的 [2, 23]。

（二）检查手段

1. 放射影像

应进行一系列 X 线平片检查，包括前后位（图 11-1）、肩胛侧位和腋窝位。评估关节炎程度最可靠的是用基于前后位 X 线平片的 Samilson-Prieto 分类来描述 [24, 25]。根据骨赘的大小、盂肱关节面不规整程度和关节间隙狭窄程度，可将患者分为轻度、中度和重度。

2. MRI 和 CT

盂肱关节关节面的软骨要比膝关节关节面的软骨薄得多，约为 1.5mm，而膝关节的软骨面最多可达 10mm [26, 27]。关节炎的 MRI 检查结果缺乏敏感性和特异性，即使是专门的软骨序列和 MRI 关节造影也难以准确地诊断细微的软骨病变 [9, 28]。当然，越严重的软骨缺失越容易在 MRI 上观察到（图 11-2 和图 11-3）。

CT 也有一定应用价值，特别是在肩胛盂磨损定量或在既往有金属软组织锚钉植入导致伪影 MRI 图像质量不良时。二维和三维图像重建有助于更精确地定位骨赘和游离体（图 11-4）。由于影像学检查在准确诊断软骨损伤方面具有局限性，关节镜诊断仍然是诊断的金标准，尤其是在肩关节这种关节软骨层较薄的情况下 [9, 29]。

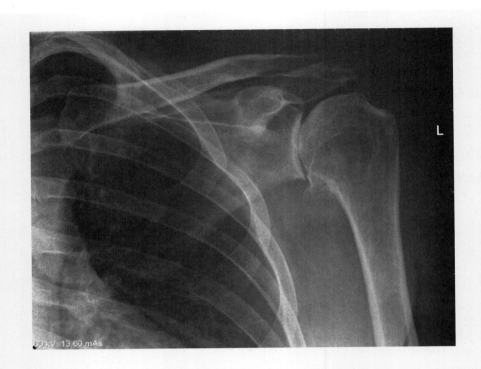

▲ 图 11-1　左肩前后位 X 线平片显示骨关节炎伴关节间隙狭窄软骨下骨硬化和肱骨头骨赘形成

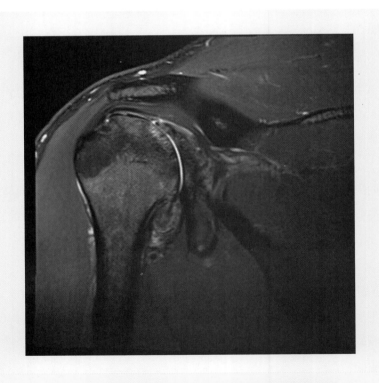

▲ 图 11-2　T₂ 加权像冠状位 MRI 扫描显示骨关节炎的特征

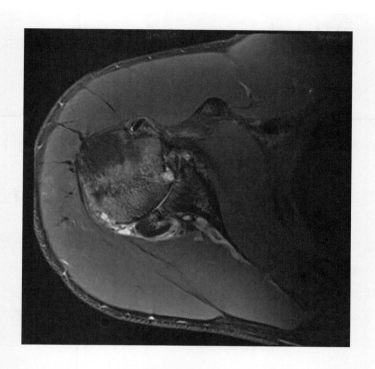

▲ 图 11-3　T_2 加权像轴位 MRI 扫描显示骨关节炎伴肱骨头向后移位和几乎全层的软骨缺失

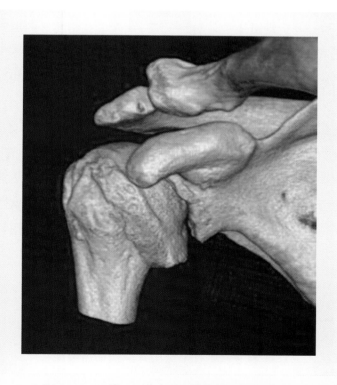

▲ 图 11-4　三维 CT 重建显示肱骨侧环行的骨赘形成

四、治疗选择

可以理解，处理患有肩关节关节炎运动员的原则和目标与普通患者是不一样的。参加比赛的职业运动员通常的目标是尽可能长时间地保持最高水平的职业生涯；业余运动员可能有稍微不同的考量，他们通常只要能继续参加爱好的运动，即使只能保持在一个比较低的运动水平上就满意了。因此，对患者的目标、目的和期望值有充分的理解和适当的管理，对于在退化性关节炎等有自然病程的疾病中取得积极的结果至关重要。运动员必须接受关于自身情况的教育，被教会如何诠释症状，并为治疗计划做出贡献，这样他们才能承担一些责任并控制治疗计划的实施。他们应该在整体预后的背景下了解每种治疗措施的预期结果，这样就可以调整自身的期望值，在许多情况下需要重新考虑职业发展方向和未来的规划[1]。

退行性关节疾病的治疗传统上分为姑息性治疗、修复性治疗、恢复性治疗和重建性治疗[9]。然而，由于本章重点关注的是运动员的治疗，尤其是那些从事专业或追求更高水平运动的业余运动员，我们根据运动员满足继续职业生涯所需的功能性需求，对每种治疗方式进行了分类。

（一）保持职业生涯的治疗措施

接下来叙述的是所有针对患有轻中度关节炎而为了继续进行尽可能高水平运动的运动员可以选用的治疗方法，其目的是缓解那些在某些方面可能限制其发挥高水平运动的症状。这些治疗方法创伤较小、并发症较少，所以是运动员最常采用的。治疗常常能获得良好的短期效果，但从长期结果来看关节炎自然病程的恶化决定了其肯定会对运动员的职业生涯产生不利影响。在职业体育运动中，治疗小组必须与相关管理机构保持密切联系，以确保所有使用的药物和注射符合世界反兴奋剂机构（WADA）的规定，并在必要时获得治疗性使用豁免权。

1. 口服非甾体抗炎药（NSAIDS）或镇痛药

由于关节功能对运动员来说是最重要的，治疗关节炎的一个关键目标就是有效地控制运动过程中的疼痛，因为疼痛本身就是功能受限的一个重要原因。包括对乙酰氨基酚在内的口服镇痛药应作为定制镇痛方案的常规用药，而含有可待因的药物最适合在夜间使用。间歇性使用非甾体类抗炎药是有帮助的，特别是在高强度训练期间或比赛当天，但必须注意长时间使用有胃肠道、肾脏和心血管方面不良反应的风险[30]。

2. 营养补充剂

氨基葡萄糖和硫酸软骨素是关节软骨细胞外基质的组成部分。前者来自于甲壳类动物的外骨骼，而后者则提取自动物的软骨[31]。2001年发表在《柳叶刀》上的一篇基于高质量随机对照试验的原创性论文得出结论称，在膝关节骨性关节炎患者中使用氨基葡萄糖可能会改变该病的自然史[32]。从那时起，使用包括氨基葡萄糖和软骨素在内的辅助药物治疗关节炎的人数持续上升。发表在《新英格兰医学杂志》上的最大的多中心双盲试验得出的结论是，联合使用氨基葡萄糖和软骨素总的来说对膝关节疼痛没有明显效果，仅仅对其中一小群中度至重度疼痛的患者有点作用[33]。虽然它们的功效，尤其是应用在肩关节中的功效还不确定，但这些补充剂已被批准用于体育运动，而且是安全的，不良反应最小的。这表明，对有疼痛症状的患有肩关节关节炎的运动员进行尝试使用是合适的[31]。

3. 类固醇激素注射

在运动员中使用皮质类固醇注射是很普遍的，并且经常与长效局部麻醉联合使用。局部麻醉是一个有用的诊断工具，同时能提供短暂的疼痛缓解作用。一篇 Cochrane 综述表明，关节内类固醇注射在短期内缓解疼痛方面的作用优于单纯的物理疗法。然而，许多研究结果由于注射类型、注射部位、联合药物和物理治疗的差异以及活性水平各异而模糊不清。因此，评估激素注射在关节炎患者的真实疗效有局限性[34]。

治疗小组应在一个确保最安全和最有效地使用注射的环境下进行注射治疗；注射应在无菌条件下进行，并在透视引导下确保准确地注射在关节内。至关重要的是，不能为了临时解决问题帮助运动员完成比赛而给予激素注射治疗。由于这种方法导致疼痛保护机制的丧失可能会产生灾难性的后果，加速软骨退化。而且，皮质类固醇会抑制胶原合成，可能影响其余残留软骨的完整性。注射治疗的目的应该是为与关节炎有关的滑膜炎和疼痛提供暂时缓解，以便于关节组织结构的强化和康复计划的实行。而在这段时间内，运动员不应该进行高强度的运动或训练。因此，激素注射应谨慎使用，最好每年每个关节注射不超过 2 次[1]。

4. 透明质酸注射

各种剂型透明质酸制剂的关节内注射已被广泛应用于膝关节。有一些报道认为与非甾体类抗炎药相比，在缓解疼痛和减少不良反应方面其临床结果是肯定的[35, 36]。关于其治疗肩关节关节炎的证据较少，部分原因可能是由于许多国家（尽管不是欧盟）批准的适应证仅限于膝关节。有两项精心设计的随机研究表明，那些接受 3 ~ 5 次每周 1 次的透明质酸注射的患者，在 6 个月或更长时间内疼痛都得到了明显改善，尤其对没有其他肩部并发症的患者更有好处[37, 38]。

5. 理疗

对患者进行物理治疗的主要目的是让关节在关节炎的限制范围内活动范围和力量最大化。这样能专注于保持而不是试图增加运动范围。患有关节炎的肩关节常常会导致肩胛骨的运动障碍，为了使得关节功能最大化，制定一个在贯彻运动全程中都专注于肩胛的稳定和恢复良好的肩胛骨肱骨运动节律的计划是至关重要的。这应该和等长收缩和被动拉伸联系在一起，以保持活动范围和功能。

水疗应该在康复过程中起重要作用，因为水提供了浮力和阻力，而这有助于在关节承担最小的压力情况下进行强化训练[1]。应该改良训练体制，尤其要避免让关节承受高负荷和反复的受撞击运动。

6. 关节镜技术

关节镜是诊断软骨病变的金标准[9]（图 11-5）。

然而，关节镜在任何关节的关节炎患者中治疗作用都是有争议的。文献表明，多达 80% 的患者在关节镜手术后短期效果良好；但是，这些大量的研究中包含了许多平均年龄 50—60 岁的患者，这些患者在关节镜手术前运动需求就比较低，因此他们是不同于运动员的群体[39, 40]。在年轻患者中

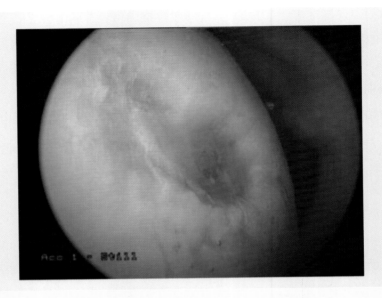

▲ 图 11-5 在关节镜下所见的全层关节软骨缺失

对局灶性的、有症状的软骨病变行关节镜清创和软骨成形术效果最好。关节镜手术目的是去除任何不稳定的软骨瓣，它们很可能是引起疼痛的原因并可能导致软骨缺损的扩大。关节镜手术作用对于关节形合度好、骨赘或囊性变少、病灶仅位于一侧关节面且仅累及软骨浅层、病灶面积小于 2cm^2 的病灶，患者从中获益更大[39]。

对早期软骨病变患者行关节镜检查，可行的相关处理包括清创、冲洗和清除游离体（图 11-6）[2, 41, 42]。

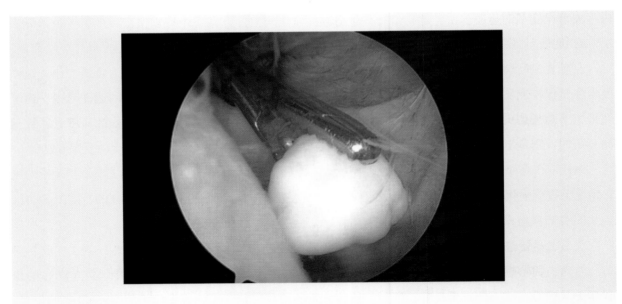

▲ 图 11-6 关节镜下取出游离体

其他导致疼痛的问题在手术时也要进行相应处理。特别是随着病情的进展，前关节囊挛缩导致肩关节外旋受限，由于其运动不正常会导致软骨表面负荷增加[1]。病变晚期的患者可能得益于更大范围的手术，包括全关节囊松解、肩峰下减压、盂肱关节软骨成形、肩锁关节切除、肱骨头成形、骨赘切除加肱二头肌肌腱固定术及腋窝神经松解术。据文献报道，手术结果是有前景的，有85%的患者能延迟2年进行关节成形术[40]。

（二）挽救职业生涯的治疗措施

这些治疗措施适用于有更严重的或有症状的退行性疾病的运动员。这些运动员很可能已经接受过多种保持职业生涯的治疗方法，但成功的机会越来越小。虽然经过这些治疗后运动员仍然有可能从事高强度的运动，但总体成功率是不乐观的，尤其是那些从事高负荷运动的运动员。因此，运动员必须调整他们的期望值：他们必须意识到，尽管这些手术是为了延长职业生涯，但他们可能无法充分地恢复功能或控制症状，以达到他们所渴望的运动水平或成绩。

1. 微骨折技术

由于关节软骨缺乏血管分布和细胞成分，所以软骨缺损的愈合能力较差[43]。微骨折的原理是先创造一个良好的愈合环境，然后通过穿透软骨缺损下方的软骨下板和骨髓来刺激机体的损伤反应。这可以刺激纤维蛋白凝块组织中的间充质干细胞增殖，并与生长因子和血小板一起形成肉芽组织，最终形成纤维软骨[44]。该手术通常在关节镜下进行，细致的手术技术和渐进的有针对性的康复计划是其获得成功的关键[45]。虽然全层软骨缺损的微骨折治疗已经成功地应用于膝关节和踝关节，但关于其在肩关节中的应用和疗效的文献极少[26]。在少量已发表的文章中发现微骨折技术在肩关节应用中治疗肱骨侧的孤立病灶效果最好；对于年轻、活跃的患者来说，其疼痛、工作能力和运动能力都有望得到改善。微骨折不会影响后期的关节重建手术，但其失败率高达20%[43, 46]。这些结果表明，在有关节炎症状的运动员中，微骨折是一种合理的进一步治疗方案；但是建议在对患者行微骨折手术时必须强调说明，有很大比例的患者用这种治疗方法无效并很可能导致其提前退役。

2. 软骨 / 骨软骨移植

尽管难以成功实现，但用正常或接近正常的软骨组织替换受损或缺失的软骨区域是处理局灶性软骨病变最理想的方法。其方式包括使用同种异体骨软骨移植、使用自体移植物（OATS）进行初次移植、分期自体软骨细胞植入（ACI）或使用合成支架。

在肱骨头缺损中进行骨软骨移植理论上有容易达到骨愈合和使用自体移植物方面的优势。但是，它需要在肩部和供区，通常是膝部，进行开放手术，有发生重大并发症的潜在风险。目前病例数最多的一组是只有8例患者的报道，显示临床结果优良，经过术后9年的随访，关节形合度保持良好且没有需要进一步手术的病例[47]。对于较大的、非包容性的缺损，从同种异体肩胛盂或肱骨头取材的大小和轮廓均匹配的移植物是更好的选择；但是在一些医学中心新鲜或新鲜冷冻移植物的来源是受限制的[5, 9]。尽管膝关节的自体软骨细胞移植已经显示出有前景的结果[48, 49]，但它在肩关节中的应用尚未得到证实，在文献报道中只有两项涉及5例患者的研究[50]。其中包括一名十几岁的青少年运动员的病例报告，他在移植后 1 年内保持着完整的活动范围和运动功能 [5, 51, 52]。

3. 表面生物重建

关节盂的表面成形可以用多种不同的组织来完成。患者本身的前关节囊内折叠，同种异体移植如阔筋膜、跟腱、外侧半月板或商用的真皮组织和生物补片都是一些可供选择的材料。这些手术目的在于至少在关节炎有的关节表面间提供一个软组织的间隔，甚至可能是一个整合进宿主关节的生物膜，由此来替代关节假体置换 [41]（图 11-7 和图 11-8）。由于它保留了骨量和后期翻修进行假体置换手术的可能，所以在年轻患者中这应该是一个可行的替代方案。

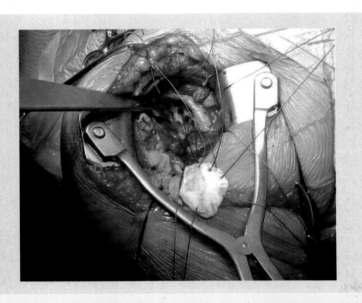

▲ 图 11-7　准备固定到关节盂上的用于关节盂表面重建的生物补片

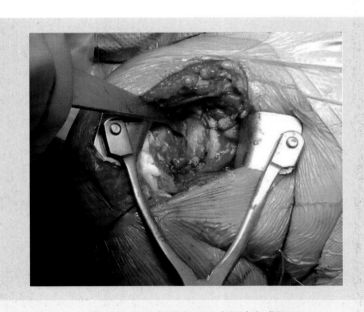

▲ 图 11-8　关节盂表面重建补片完成植入

手术通常是开放性手术，需要离断肩胛下肌和长时间的康复；不过，有一些医学中心已经开展用先进的关节镜技术进行表面生物重建。文献中也有关于在运动员中采用该治疗方法的零星报道，并提示术后头几年效果良好[53-55]。不幸的是，其远期结果并不理想，同时技术上也有难度，而且有发生重大并发症的概率，因此这项手术现在并不常用[56]。

4. 关节融合术

由于盂肱关节融合会造成肩胛带运动缺失限制了肩关节功能，所以大多数患者不会考虑行肩关节融合术，特别是在现代人工关节假体置换手术效果非常好的情况下。因此，除非是人工关节置换失败、感染或者有神经损伤[57]，否则对于肩关节关节炎患者关节融合术几乎只具有历史意义。尽管关节融合限制了关节活动，但关节融合患者进行任何活动没有明显的禁忌，可以恢复到他们想要的任何水平的运动，包括完全的撞击。因此，对于一小部分患者，尤其是那些优先考虑能维持高强度或高负荷活动的运动员，或从事与运动相关工作，而不是关注基本活动功能的且非优势侧患病的患者，至少应该就关节融合术替代关节成形术的可能性进行讨论。

（三）结束职业生涯的治疗措施

1. 改变活动方式

停止加剧疼痛的活动是大多数患者的首选治疗方案。然而，对于运动员来说，这是最后的选择，通常也是一个结束职业生涯的决定。运动员决定结束职业生涯通常是出于以下三个原因之一：一是顽固性疼痛，二是关节僵硬限制了关节活动功能和竞技水平的发挥，最后是患者意识到如果不结束运动生涯将会严重影响其长期的生活质量。

2. 关节置换术

在老年关节炎患者中，盂肱关节置换术能普遍获得很好的效果，特别是使用新一代的人工关节假体对这一部分患者来说是一种极好的治疗选择[58, 59]。根据病变是发生在关节的一侧还是两侧，或者患者的需求高低，可以选择不同的关节置换手术方式。

关节置换手术需要广泛的暴露，在松解关节囊和去除骨赘后，就可以进行肱骨头和关节盂表面的准备了（图 11-9）。

部分关节置换术包括非水泥假体肱骨头表面置换、带肱骨柄的半肩置换术和所谓的"锉盂和活动重塑（ream and run）"技术，即置换肱骨头但不进行关节盂表面置换，而对关节盂进行磨锉成形[57, 59]。另一种选择是全肩关节置换术，即同时使用肱骨和肩胛盂假体。非水泥表面置换使用金属或陶瓷帽，通常内侧有羟基磷灰石涂层以促进骨长上，可单独应用或作为全肩关节成形术的一部分使用[60]（图 11-10）。

由于能保留骨量，易于翻修，且只行肱骨头表面置换的情况下活动限制较少，所以这在年轻关节炎患者中表面置换很受欢迎，其短期和中期的随访结果通常也都不错[60-63]。但是，由于部分置换后疼痛缓解及功能恢复的程度难以预测，且肩胛盂可能发生进行性磨损，而带肱骨柄假体的全肩关节置换总体来说结果更好，假体生存期更长，所以选择部分关节置换时需要权衡其利弊[57, 58, 64, 65]。

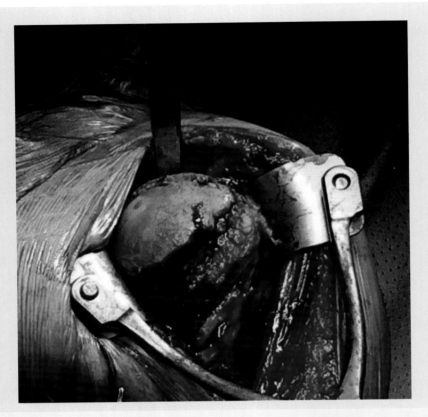

▲ 图 11-9 关节置换术中所见尚未切除的有关节炎病变的肱骨头

因为任何类型的人工关节置换术的手术风险都比较大，而相对年轻的患者一生中很可能面临至少一次翻修，所以在年轻人中关节置换手术仅仅适用于那些患有严重关节病变伴有顽固性疼痛或严重丧失功能的患者。梅奥诊所发表了病例数量最多的一组在 50 岁以下年轻患者中行关节置换手术的报道，发现超过一半的患者效果不佳[65]。年轻患者在做过不稳定手术后（这一人群中最常见的发生关节炎的原因）需要进行关节置换手术的 10 年假体生存率只有 61%。失败原因是在全肩关节置换术中的内植物失效和不稳定以及肱骨头置换术后的关节盂磨损[66]。虽然使用更新一代的假体和改进的植入物设计应该有助于提高假体生存率，但在年轻患者中进行关节置换术仍需谨慎[59, 67]。

大多数年轻、活跃的患者希望尽可能地推迟关节置换手术，以保持他们较高的运动水平[40, 68]。涉及上肢的体育运动，包括游泳、高尔夫和网球（如果在非优势臂上进行了关节置换术），在关节置换术后仍可能进行非剧烈运动[69]。然而，对于专业或高水平的业余运动员来说，关节置换术只能是在职业生涯结束后的一种选择，因为假体无法承受涉及上肢的绝大多数运动所要求的高力量和负荷。尽管肩关节置换术可以被认为是治疗普通人群肩关节关节炎的金标准，但运动员必须要调整自己的活动方式来适应肩关节置换术要求的注意事项。由于选择关节置换意味着职业生涯的结束，对于运动员来说需要在尽可能长的时间内选用其他替代治疗方案。

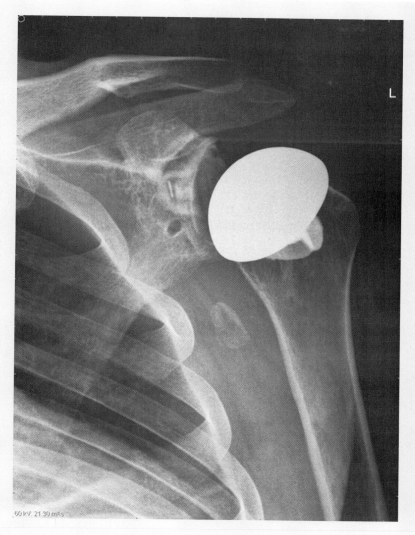

▲ 图 11-10 创伤后关节炎行无肱骨柄假体的全肩关节表面置换（Latarjet 手术失败后继发关节退变）

五、总结

运动员的肩关节盂肱关节炎的诊断和治疗均具有挑战性。它最常发生在既往有肩关节不稳定病史的从事高接触性运动的运动员身上。在轻症病例中如果能得到早期诊断和合理治疗，运动员的职业生涯可以维持在一个相当高的水平。大部分都应该选择非手术的治疗措施，如使用非甾体抗炎药，合理的关节腔注射和有针对性的物理治疗。手术包括关节镜、微骨折和偶尔实施的更有创的移植手术可以成功地提供短期到中期的疼痛缓解并保持良好的关节活动度。然而不幸的是，这种退化过程往往会迅速恶化，并可能产生严重的生理和心理影响，导致运动员的职业生涯因疼痛和功能丧失而缩短，或需要进行结束职业生涯的手术。

问　答

1. 问：在早期关节炎的检查中，有哪些重要但有时又难以确定的体征？

答：容易忽视的症状，包括轻微的不稳定现象或相对于既往水平的运动能力的轻微下降；被低估的症状，包括不稳定的轻微发作或先前执行的任务或活动能力的轻微下降。常见夜间疼痛，患者疼痛严重而无法朝患侧侧卧睡觉。弹响、摩擦感、绞锁伴疼痛也常见报道。

2. 问：什么是诊断软骨损伤的金标准？

答：由于影像学检查方法在准确诊断软骨损伤方面存在局限性，关节镜检查仍然是诊断的金标准，特别是在关节软骨层较薄的肩关节。

3. 问：涉及比赛日的情况下应该如何正确使用关节内类固醇注射？

答：不应该为了使运动员能完成比赛把关节内类固醇注射作为常规的短期解决方案。由于疼痛保护机制的丧失，这种方法可能会加速软骨退化产生灾难性的后果。

4. 问：肩关节盂肱关节炎行关节镜手术时有哪些可行的相关处理？

答：早期关节炎患者在关节镜检查时可行的相关处理包括清创、冲洗和清除游离体。所有可能引起疼痛的因素的处理应被视为关节镜下处理的一部分，包括软骨成形、肩峰下减压、肩锁关节切除、肱二头肌腱固定、肱骨头成形、关节囊松解和腋窝神经减压术。

5. 问：竞技运动员能否进行肩关节置换手术？

答：对于专业或高水平的业余运动员来说，关节置换手术只能是职业生涯结束后的一种选择，因为植入的假体无法承受绝大多数涉及上肢的运动所需要的高力量和负荷。

参考文献

[1] Reineck JR, Krishnan SG, Burkhead W. Early glenohumeral arthritis in the competing athlete. Clin Sports Med. 2008;27(4):803–19.

[2] McCarty LP, Cole BJ. Nonarthroplasty treatment of glenohumeral cartilage lesions. Arthroscopy. 2005;21(9):1131–42.

[3] Outerbridge R. The etiology of chondromalacia patellae. J Bone Joint Surg. 1961;43(4):752–7.

[4] Gartsman GM, Brinker MR, Khan M, Karahan M. Self-assessment of general health status in patients with five common shoulder conditions. J Shoulder Elb Surg. 1998;7(3):228–37.

[5] Bhatia S, Hsu A, Lin EC, Chalmers P, Ellman M, Cole BJ, et al. Surgical treatment options for the young and active middle-aged patient with glenohumeral arthritis. Adv Orthop. 2012;2012:846843.

[6] Provencher MT, Barker JU, Strauss EJ, Frank RM, Romeo AA, Ill FAM. Glenohumeral arthritis in the young adult. Instr Course Lect. 2011;60:137–53.

[7] Sayegh ET, Mascarenhas R, Chalmers PN, Cole BJ, Romeo AA, Verma NN. Surgical treatment options for glenohumeral arthritis in young patients: a systematic review and meta-analysis. Arthroscopy. 2015;31(6):1156–66.

[8] Boselli KJ, Ahmad CS, Levine WN. Treatment of glenohumeral arthrosis. Am J Sports Med. 2010;38(12):2558–72.

[9] Cole BJ, Yanke A, Provencher MT. Nonarthroplasty alternatives for the treatment of glenohumeral arthritis.

J Shoulder Elb Surg. 2007;16(5):S231– S40.

[10]　Wallace A. Management of glenohumeral osteoarthritis in the young adult. Should Elb. 2010;2(1):1–8.

[11]　Walch G, Boulahia A, Badet R, Riand N, Kempf J. Primary glenohumeral osteoarthritis: clinical and radiographic classification. Shoulder Arthroplast. 1999;64(Suppl 2):46–52.

[12]　Buscayret F, Edwards TB, Szabo I, Adeleine P, Coudane H, Walch G. Glenohumeral arthrosis in anterior instability before and after surgical treatment incidence and contributing factors. Am J Sports Med. 2004;32(5):1165–72.

[13]　Hovelius L, Saeboe M. Neer award 2008: arthropathy after primary anterior shoulder dislocation–223 shoulders prospectively followed up for twenty-five years. J Shoulder Elb Surg. 2009;18(3):339–47.

[14]　Marx RG, McCarty EC, Montemurno TD, Altchek DW, Craig EV, Warren RF. Development of arthrosis following dislocation of the shoulder: a case-control study. J Shoulder Elb Surg. 2002;11(1):1–5.

[15]　Maquirriain J, Ghisi J, Amato S. Is tennis a predisposing factor for degenerative shoulder disease? A controlled study in former elite players. Br J Sports Med. 2006;40(5):447–50.

[16]　Paley KJ, Jobe FW, Pink MM, Kvitne RS, ElAttrache NS. Arthroscopic findings in the overhand throwing athlete: evidence for posterior internal impingement of the rotator cuff. Arthroscopy. 2000;16(1):35–40.

[17]　Levy JC, Virani NA, Frankle MA, Cuff D, Pupello DR, Hamelin JA. Young patients with shoulder chondrolysis following arthroscopic shoulder surgery treated with total shoulder arthroplasty. J Shoulder Elb Surg. 2008;17(3):380–8.

[18]　Hansen BP, Beck CL, Beck EP, Townsley RW. Postarthroscopic glenohumeral chondrolysis. Am J Sports Med. 2007;35(10):1628–34.

[19]　McNickle AG, L'Heureux DR, Provencher MT, Romeo AA, Cole BJ. Postsurgical glenohumeral arthritis in young adults. Am J Sports Med. 2009;37(9):1784–91.

[20]　Scheffel PT, Clinton J, Lynch JR, Warme WJ, Bertelsen AL, Matsen FA. Glenohumeral chondrolysis: a systematic review of 100 cases from the English language literature. J Shoulder Elb Surg. 2010;19(6):944–9.

[21]　Chu CR, Coyle CH, Chu CT, Szczodry M, Seshadri V, Karpie JC, et al. In vivo effects of single intra-articular injection of 0.5% bupivacaine on articular cartilage. J Bone Joint Surg. 2010;92(3):599–608.

[22]　Webb S, Ghosh S. Intra-articular bupivacaine: potentially chondrotoxic? Br J Anaesth. 2009;102(4):439–41.

[23]　Ellman H, Harris E, Kay SP. Early degenerative joint disease simulating impingement syndrome: arthroscopic findings. Arthroscopy. 1992;8(4):482–7.

[24]　Brox J, Lereim P, Merckoll E, Finnanger AM. Radiographic classification of glenohumeral arthrosis. Acta Orthop. 2003;74(2):186–9.

[25]　Samilson R, Prieto V. Dislocation arthropathy of the shoulder. J Bone Joint Surg. 1983;65(4):456–60.

[26]　Steadman JR, Briggs KK, Rodrigo JJ, Kocher MS, Gill TJ, Rodkey WG. Outcomes of microfracture for traumatic chondral defects of the knee: average 11-year follow-up. Arthroscopy. 2003;19(5):477–84.

[27]　Yeh L, Kwak S, Kim Y-S, Chou DS, Muhle C, Skaf A, et al. Evaluation of articular cartilage thickness of the humeral head and the glenoid fossa by MR arthrography: anatomic correlation in cadavers. Skelet Radiol. 1998;27(9):500–4.

[28]　Guntern DV, Pfirrmann CW, Schmid MR, Zanetti M, Binkert CA, Schneeberger AG, et al. Articular cartilage lesions of the glenohumeral joint: diagnostic effectiveness of MR arthrography and prevalence in patients with subacromial impingement syndrome 1. Radiology. 2003;226(1):165–70.

[29]　Smith TO, Drew BT, Toms AP, Donell ST, Hing CB. Accuracy of magnetic resonance imaging, magnetic resonance arthrography and computed tomography for the detection of chondral lesions of the knee. Knee Surg Sports Traumatol Arthrosc. 2012;20(12):2367–79.

[30]　Moskowitz RW, Blaine TA. An overview of treatment options for persistent shoulder pain. Am J Orthop. 2005;34(12 Suppl):10–5.

[31]　Vangsness CT, Spiker W, Erickson J. A review of evidence-based medicine for glucosamine and chondroitin

sulfate use in knee osteoarthritis. Arthroscopy. 2009;25(1):86–94.

[32] Reginster JY, Deroisy R, Rovati LC, Lee RL, Lejeune E, Bruyere O, et al. Long-term effects of glucosamine sulphate on osteoarthritis progression: a randomised, placebo-controlled clinical trial. Lancet. 2001;357(9252):251–6.

[33] Clegg DO, Reda DJ, Harris CL, Klein MA, O'Dell JR, Hooper MM, et al. Glucosamine, chondroitin sulfate, and the two in combination for painful knee osteoarthritis. N Engl J Med. 2006;354(8):795–808.

[34] Buchbinder R, Green S, Youd J. Corticosteroid injections for shoulder pain. Cochrane Database Syst Rev. 2003;1:CD004016.

[35] Bannuru RR, Vaysbrot EE, Sullivan MC, McAlindon TE. Relative efficacy of hyaluronic acid in comparison with NSAIDs for knee osteoarthritis: a systematic review and meta-analysis. Semin Arthritis Rheum. 2014;43(5):593–9.

[36] Brzusek Г, Petron D. Treating knee osteoarthritis with intra-articular hyaluronans. Curr Med Res Opin. 2008;24(12):3307–22.

[37] Blaine T, Moskowitz R, Udell J, Skyhar M, Levin R, Friedlander J, et al. Treatment of persistent shoulder pain with sodium hyaluronate: a randomized, controlled trial. J Bone Joint Surg. 2008;90(5):970–9.

[38] Kwon YW, Eisenberg G, Zuckerman JD. Sodium hyaluronate for the treatment of chronic shoulder pain associated with glenohumeral osteoarthritis: a multicenter, randomized, double-blind, placebo-controlled trial. J Shoulder Elb Surg. 2013;22(5):584–94.

[39] Cameron BD, Galatz LM, Ramsey ML, Williams GR, Iannotti JP. Nonprosthetic management of grade IV osteochondral lesions of the glenohumeral joint. J Shoulder Elb Surg. 2002;11(1):25–32.

[40] Millett PJ, Horan MP, Pennock AT, Rios D. Comprehensive arthroscopic management (CAM) procedure: clinical results of a joint-preserving arthroscopic treatment for young, active patients with advanced shoulder osteoarthritis. Arthroscopy. 2013;29(3):440–8.

[41] Cole BJ, Mellano C. Is there a role for arthroscopy in the treatment of glenohumeral arthritis. Am J Orthop. 2014;43(2):1–3.

[42] Elser F, Braun S, Dewing CB, Millett PJ. Glenohumeral joint preservation: current options for managing articular cartilage lesions in young, active patients. Arthroscopy. 2010;26(5):685–96.

[43] Frank RM, Van Thiel GS, Slabaugh MA, Romeo AA, Cole BJ, Verma NN. Clinical outcomes after microfracture of the glenohumeral joint. Am J Sports Med. 2010;38(4):772–81.

[44] Frisbie DD, Oxford JT, Southwood L, Trotter GW, Rodkey WG, Steadman JR, et al. Early events in cartilage repair after subchondral bone microfracture. Clin Orthop Relat Res. 2003;407:215–27.

[45] Steadman JR, Rodkey WG, Rodrigo JJ. Microfracture: surgical technique and rehabilitation to treat chondral defects. Clin Orthop Relat Res. 2001;391:S362–S9.

[46] Millett PJ, Huffard BH, Horan MP, Hawkins RJ, Steadman JR. Outcomes of full-thickness articular cartilage injuries of the shoulder treated with microfracture. Arthroscopy. 2009;25(8):856–63.

[47] Kircher J, Patzer T, Magosch P, Lichtenberg S, Habermeyer P. Osteochondral autologous transplantation for the treatment of fullthickness cartilage defects of the shoulder: results at nine years. J Bone Joint Surg. 2009;91B(4):499–503.

[48] Ebert JR, Robertson WB, Woodhouse J, Fallon M, Zheng MH, Ackland T, et al. Clinical and magnetic resonance imaging–based outcomes to 5 years after matrix-induced autologous chondrocyte implantation to address articular cartilage defects in the knee. Am J Sports Med. 2011;39(4):753–63.

[49] Kon E, Gobbi A, Filardo G, Delcogliano M, Zaffagnini S, Marcacci M. Arthroscopic second-generation autologous chondrocyte implantation compared with microfracture for chondral lesions of the knee: prospective nonrandomized study at 5 years. Am J Sports Med. 2009;37(1):33–41.

[50] Gross CE, Chalmers PN, Chahal J, Van Thiel G, Bach BR Jr, Cole BJ, et al. Operative treatment of chondral defects in the glenohumeral joint. Arthroscopy. 2012;28(12):1889–901.

[51] Buchmann S, Salzmann GM, Glanzmann MC, Wörtler K, Vogt S, Imhoff AB. Early clinical and structural results after autologous chondrocyte transplantation at the glenohumeral joint. J Shoulder Elb Surg. 2012;21(9):1213–21.

[52] Romeo AA, Cole BJ, Mazzocca AD, Fox JA, Freeman KB, Joy E. Autologous chondrocyte repair of an articular defect in the humeral head. Arthroscopy. 2002;18(8):925–9.

[53] De Beer J, Bhatia D, van Rooyen K, Du Toit D. Arthroscopic debridement and biological resurfacing of the glenoid in glenohumeral arthritis. Knee Surg Sports Traumatol Arthrosc. 2010;18(12):1767–73.

[54] Savoie FH, Brislin KJ, Argo D. Arthroscopic glenoid resurfacing as a surgical treatment for glenohumeral arthritis in the young patient: midterm results. Arthroscopy. 2009;25(8):864–71.

[55] Williams G, Font-Rodriguez D, Baghlan S. Soft-tissue interposition without hemiarthroplasty as an alternative for degenerative shoulder arthritis in young, active patients. In: Proceedings of the American Shoulder and Elbow Surgeons; 2002.

[56] Strauss EJ, Verma NN, Salata MJ, McGill KC, Klifto C, Nicholson GP, et al. The high failure rate of biologic resurfacing of the glenoid in young patients with glenohumeral arthritis. J Shoulder Elb Surg. 2014;23(3):409– 19.

[57] Denard PJ, Wirth MA, Orfaly RM. Management of glenohumeral arthritis in the young adult. J Bone Joint Surg. 2011;93(9):885–92.

[58] Boileau P, Sinnerton RJ, Chuinard C, Walch G. Arthroplasty of the shoulder. J Bone Joint Surg. 2006;88B(5):562–75.

[59] Johnson MH, Paxton ES, Green A. Shoulder arthroplasty options in young (<50 years old) patients: review of current concepts. J Shoulder Elb Surg. 2015;24(2):317–25.

[60] Burgess DL, McGrath MS, Bonutti PM, Marker DR, Delanois RE, Mont MA. Shoulder resurfacing. J Bone Joint Surg. 2009;91(5):1228–38.

[61] Bailie DS, Llinas PJ, Ellenbecker TS. Cementless humeral resurfacing arthroplasty in active patients less than fifty-five years of age. J Bone Joint Surg Am. 2008;90(1):110–7.

[62] Iagulli ND, Field LD, Hobgood ER, Hurt JA, Charles R, O'Brien MJ, et al. Surface replacement arthroplasty of the humeral head in young, active patients: midterm results. Orthop J Sports Med. 2014;2(1):2325967113519407.

[63] Levy O, Tsvieli O, Merchant J, Young L, Trimarchi A, Dattani R, et al. Surface replacement arthroplasty for glenohumeral arthropathy in patients aged younger than fifty years: results after a minimum ten-year follow-up. J Shoulder Elb Surg. 2015;24(7):1049–60.

[64] Radnay CS, Setter KJ, Chambers L, Levine WN, Bigliani LU, Ahmad CS. Total shoulder replacement compared with humeral head replacement for the treatment of primary glenohumeral osteoarthritis: a systematic review. J Shoulder Elb Surg. 2007;16(4):396–402.

[65] Sperling JW, Cofield RH, Rowland CM. Minimum fifteen-year follow-up of Neer hemiarthroplasty and total shoulder arthroplasty in patients aged fifty years or younger. J Shoulder Elb Surg. 2004;13(6):604–13.

[66] Sperling JW, Antuna SA, Sanchez-Sotelo J, Schleck C, Cofield RH. Shoulder arthroplasty for arthritis after instability surgery. J Bone Joint Surg. 2002;84(10):1775–81.

[67] Raiss P, Aldinger P, Kasten P, Rickert M, Loew M. Total shoulder replacement in young and middle-aged patients with glenohumeral osteoarthritis. J Bone Joint Surg. 2008;90(6):764–9.

[68] Adams JE, Sperling JW, Hoskin TL, Melton LJ, Cofield RH. Shoulder arthroplasty in Olmsted County, Minnesota, 1976-2000: a populationbased study. J Shoulder Elb Surg. 2006;15(1):50–5.

[69] Bülhoff M, Sattler P, Bruckner T, Loew M, Zeifang F, Raiss P. Do patients return to sports and work after total shoulder replacement surgery? Am J Sports Med. 2015;43(2):423–7.

第 12 章 胸大肌断裂
Pectoralis Major Ruptures

Usman Butt　Puneet Monga　**著**
蔡震海　何晓君　**译**

<table>
<tr><td rowspan="7">学习要点</td><td>➤ 胸大肌断裂主要发生在参加以举重训练中的卧推动作为代表的剧烈活动的年轻成年男性身上。</td></tr>
<tr><td>➤ 主要体征有胸壁及上臂瘀伤、胸大肌肌腹向内侧回缩、"乳头下垂"征及腋窝前皱褶消失。</td></tr>
<tr><td>➤ MRI 可帮助诊断明确断裂的情况并有助于制定手术方案。</td></tr>
<tr><td>➤ 在受伤后最初几周内进行早期的直接修补手术的长期疗效最佳，是大多数病例的首选治疗方法。</td></tr>
<tr><td>➤ 对于特定的慢性病例，仍可考虑手术治疗。</td></tr>
<tr><td>➤ 建议早期转诊给专科医生，以便做出明智的决策和治疗。</td></tr>
<tr><td>➤ 术后护理包括早期悬吊固定休息一段时间，然后逐步恢复活动。</td></tr>
</table>

一、概述

胸大肌（pectoralis major，PM）肌腱断裂于 1822 年由 Patissier 首次报道，既往认为是一种罕见的损伤，很少见到报道；直到自 2000 年以来才有了 260 多例病例的报道[1]。发病率的上升可能反映了公众对健康、健身和剧烈运动活动的兴趣的增加[2-4]。如果对其临床特征有适当的了解，早期临床诊断并转诊至专科治疗，可能对远期疗效有积极的影响。相反，延误诊断可能会影响后续的治疗策略，导致较差的结果[1,4]。

二、解剖和功能

胸大肌由两个部分或两个"头"组成。锁骨头起自锁骨，胸骨头起自胸廓、胸骨和外斜肌腱膜。胸骨头明显大于锁骨头，在解剖学上可分为若干个部分。胸骨和锁骨头部连接形成一个双层的宽而扁平的肌腱，止点于肱骨干近端（图 12-1）[5-7]。

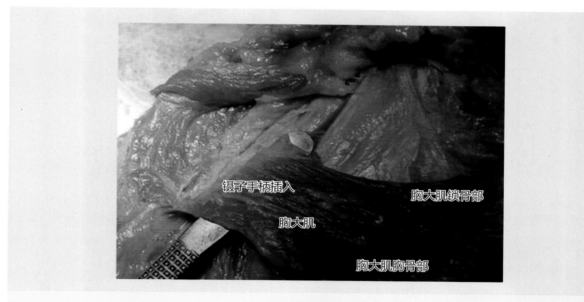

▲ 图 12-1　胸大肌解剖：尸体解剖

胸大肌主要负责手臂的内收和内旋，同时也有助于手臂前屈 [4, 7]。在大多数日常活动中，胸大肌被认为并非必不可少的；然而，对于更剧烈的活动，特别是体育运动，为了产生强大的力量，胸大肌的作用不可或缺 [8]。当胸大肌做离心伸展运动时承担的负荷最大，肌肉的下段往往首先断裂。

三、病因学

胸大肌腱断裂通常发生在 20 ～ 40 岁的肌肉发达的年轻成年男性身上。举重训练仰卧推举中的深压动作是最常见的损伤机制（图 12-2）[2, 9]。据报道，其他一些高强度运动也会导致受伤，包括橄榄球、摔跤、柔术、拳击和体操 [7, 9-12]。胸大肌断裂主要发生在男性，主要是因为和女性相比，肌腱与肌肉直径之比较小，肌腱弹性较差，且其所参与的高能量运动更多 [1]。回顾 2010 年以前的所有病例报告中，365例中只有 11 例为女性，年龄为 73—97 岁，其中 10 人是养老院的老人 [2]。一般来说，老年人的胸大肌撕裂形成了一种不太常见的胸大肌断裂亚型，这种损伤通常发生诸如用手支撑移动身体等活动中 [13]。

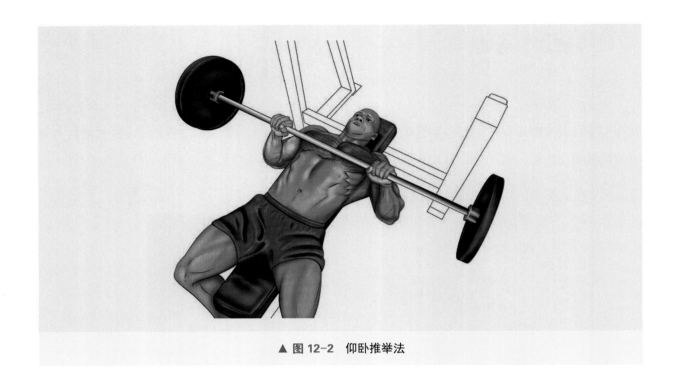

▲ 图 12-2 仰卧推举法

另一个通常与肌腱断裂（包括胸大肌）相关的病因是使用合成代谢类固醇。动物研究表明，合成代谢类固醇导致胶原蛋白的异常增生和较低的断裂应力阈值 [14, 15]。该研究同时表明，使用合成代谢类固醇后，相对于肌腱力量而言，肌肉力量会有不成比例的增加 [16]。

图示仰卧推举法是最常见的胸大肌肌腱断裂原因，注意手臂的伸展位置和肌肉的离心负荷。

四、临床表现和诊断

患者一般很早就会就医，通常能回忆起受伤的确切原因和时间。他们述说病情时经常描述受伤时曾出现"咔嗒"或"砰"的一声。然而，这种诊断可能不被重视，而延误其得到专科的治疗，因此必须提高对这种损伤的认识。在急性期，体格检查可发现上臂和胸壁有一定程度的肿胀和瘀伤。

与对侧相比，一些病理特征出现，如"乳头下垂"征 [17]，胸大肌肌腹内侧收缩以及腋窝前褶皱消失，通常在急性和慢性情况下都会很明显（图 12-3 和图 12-4）。这些体征可以因被动外展手臂或抵抗内收而更加明显 [7, 17]。

通常根据现病史和体格检查均能明确诊断。如果对诊断有疑问，超声是一种有效的辅助检查手段，而 MRI 则是首选的影像学检查，它不仅可以明确诊断，还可为制定手术计划提供信息，如肌腱的回缩程度以及在发生局部撕裂伤时所有完整的肌腱部分 [7]。如果要进行 MRI，应与肌肉骨骼放射科医师磋商，以便进行正确的成像序列来显像整个胸大肌，而标准的肩部 MRI 是不能达到这个要求的 [18]。

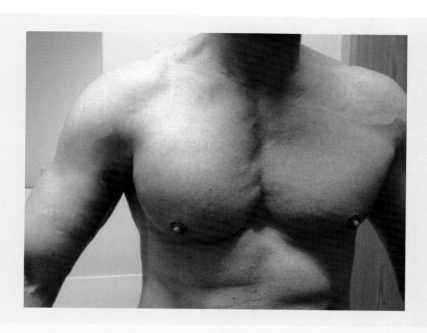

▲ 图 12-3　早期就诊患者身上有瘀斑、肿胀、"胸肌聚束"和"乳头下垂"征

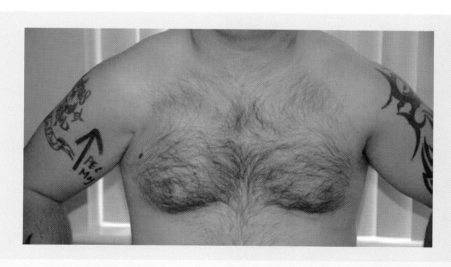

▲ 图 12-4　延期就诊患者腋窝前皱褶消失、皮肤凹陷、胸大肌肌腱回缩

五、治疗和预后

　　胸大肌断裂有很多复杂的分类系统 [2, 19]，但是决定最合适的治疗方式及治疗效果的关键因素是患者的年龄、活动水平、损伤的慢性程度以及肌腱撕裂的位置 [1]。

　　对于身体虚弱、生活习惯久坐不动的老年患者，首选非手术治疗。在某些特定的部分撕裂和肌腹撕裂而非肌腱断裂的情况下，也适合采用非手术治疗[1, 4, 7]。初期治疗包括用吊带制动，冷冻治疗，在可耐受的情况下进行被动运动并镇痛，然后连续 6 周内依次进行主动辅助和主动运动。随后在 8 ～ 12 周期间进行阻力训练和非限制运动[4, 7]。局部撕裂接受非手术治疗的患者可能没有外观影响，但在完全撕裂的情况下，有可能一直有明显的畸形[4]。

对于日常运动活跃的患者来说应该选择手术治疗[1, 2, 4, 20]，手术治疗最有可能使患者的活动度、力量及外观恢复到受伤前的水平[4, 7, 16, 21]。手术最好在损伤的急性期进行，因为可能早在受伤后 3 周就有明显的肌腱回缩[1]。所以强调尽早地将患者转诊给该损伤相关领域的专科医生是非常重要的。即使患者没有及时就诊还是有可能获得良好的治疗结果，此时仍然应该考虑转诊给专科医生，特别是对于那些存在功能缺陷的患者[1, 2, 4, 7, 20]。在大多数情况下，可以使用多种技术进行直接修复，包括使用锚钉、纽扣钢板和经骨道缝合，这些技术之间无明显的优劣[1, 8, 22]。在慢性损伤情况下，直接修复是不可能的，可能需要额外的松解和移植技术[1, 23-28]。

手术通常是沿着三角肌沟的皮纹做切口，这样可以使手术瘢痕比较美观（图 12-5）。医生倾向于使用骨锚钉来修补。在手术时确定一个安全的活动范围，这有助于告知患者术后的康复策略。手术结束后，一开始给患者以悬吊固定。术后康复需要依据患者因素、撕裂特点及修复的情况来制定个体化的策略。在大多数情况下，可以术后即时进行积极的手部、腕关节和肘部的锻炼。在手术中确定的安全运动范围内，肩关节可以早期开始进行闭合链活动。一般来说，在早期应该避免进行外旋和外展活动。经过 3 ～ 6 周移除吊带，逐渐开始主动运动。通常在手术后 3 ～ 6 个月，患者可以恢复体育运动和非限制性的活动。

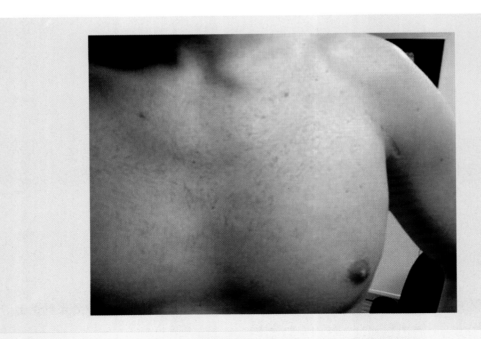

▲ 图 12-5　左侧胸大肌肌腱修复术后，腋窝前襞恢复

六、结论

胸大肌肌腱断裂是一种不常见但很重要的损伤，因其在体育运动中经常发生。它们主要发生在20—40 岁的男性人群中，通常是在仰卧推举后发生的，但也可能是由于剧烈活动中手臂处于伸展位置的离心负荷所导致。详细的病史和体格检查可以使临床诊断更加准确。首选的成像方式是特定序列的 MRI，它不仅有助于确诊，而且有助于制订手术计划。年轻活跃的患者应该选择手术治疗，早期修复效果最好，手术最好在受伤后的最初几周内完成。及早转诊给该损伤相关领域的专科医生以进行知情讨论，对获得最佳的远期结果是至关重要的。

问 答

1. 问：一般哪些患者群体容易发生胸大肌肌腱断裂？

答：这种损伤最常见于20～40 岁的年轻的肌肉发达的成年男性，也发生在年老体弱的患者中。

2. 问：胸大肌肌腱是如何断裂的？

答：在年轻和运动需求高的患者中，它通常发生在肩膀的外展和离心负荷时，如仰卧推举时，但它也可以发生在任何体育活动中。

3. 问：体格检查能够发现什么？

答：主要发现是胸壁和上臂有瘀伤、胸大肌肌腹内缩、"乳头下垂"征和腋窝前褶皱消失。这些特征可以通过与对侧比较得知，且因被动外展手臂或抵抗内收而更加明显可见。局部撕裂可能不具备所有这些特征，在急性期肿胀时同样可能掩盖一些体征。因此，重视现病史并保持高度的怀疑是很重要的。

4. 问：治疗的首选方法是什么？

答：初步处理包括悬吊制动休息，并予镇痛和冰敷。在大多数情况下，最佳的治疗是手术修复，最好在受伤后的最初几周内进行。然而，被延误诊断的病例甚至长久的慢性病例，有时候仍然可以考虑手术治疗。

5. 问：谁应该处理这种情况？

答：胸大肌撕裂不是常见的损伤，因此最好由负责专业的运动创伤专科医生来诊治。撕裂初期和早期转诊给最合适的专科医生，患者将可能会得到及时处理。

参考文献

[1] Butt U, Mehta S, Funk L, Monga P. Pectoralis major ruptures: a review of current management. J Shoulder Elb Surg. 2015;24(4):655–62.

[2] ElMaraghy AW, Devereaux MW. A systematic review and comprehensive classification of pectoralis major

tears. J Shoulder Elb Surg. 2012;21:412–22.

[3] Hasegawa K, Schofer JM. Rupture of the pectoralis major: a case report and review. J Emerg Med. 2010;38:196–200.

[4] Petilon J, Ellingson CI, Sekiya JK. Pectoralis major muscle ruptures. Oper Tech Sports Med. 2005;13:162–8.

[5] Fung L, Wong B, Ravichandiran K, Agur A, Rindlisbacher T, Elmaraghy A. Three-dimensional study of pectoralis major muscle and tendon architecture. Clin Anat. 2009;22:500–8.

[6] Metzger PD, Bailey JR, Filler RD, Waltz RA, Provencher MT, Dewing CB. Pectoralis major muscle rupture repair: technique using unicortical buttons. Arthrosc Tech. 2012;1:e119–25.

[7] Provencher CDRMT, Handfield K, Boniquit NT, Reiff SN, Sekiya JK, Romeo AA. Injuries to the pectoralis major muscle diagnosis and management. Am J Sports Med. 2010;38:1693–705.

[8] Rabuck SJ, Lynch JL, Guo X, et al. Biomechanical comparison of 3 methods to repair pectoralis major ruptures. Am J Sports Med. 2012;40:1635–40.

[9] Wolfe SW, Wickiewicz TL, Cavanaugh JT. Ruptures of the pectoralis major muscle an anatomic and clinical analysis. Am J Sports Med. 1992;20:587–93.

[10] Merolla G, Paladini P, Artiaco S, Tos P, Lollino N, Porcellini G. Surgical repair of acute and chronic pectoralis major tendon rupture: clinical and ultrasound outcomes at a mean follow-up of 5 years. Eur J Orthop Surg Traumatol. 2015;25(1):91–8.

[11] Ohashi K, El-Khoury GY, Albright JP, Tearse DS. MRI of complete rupture of the pectoralis major muscle. Skelet Radiol. 1996;25:625–8.

[12] Zeman SC, Rosenfeld RT, Lipscomb PR. Tears of the pectoralis major muscle. Am J Sports Med. 1979;7:343–7.

[13] Beloosesky Y, Grinblat J, Weiss A, Rosenberg PH, Weisbort M, Hendel D. Pectoralis major rupture in elderly patients: a clinical study of 13 patients. Clin Orthop Relat Res. 2003;413:164–9.

[14] Inhofe PD, Grana WA, Egle D, Min K-W, Tomasek J. The effects of anabolic steroids on rat tendon an ultrastructural, biomechanical, and biochemical analysis. Am J Sports Med. 1995;23:227–32.

[15] Tsitsilonis S, Panayiotis CE, Athanasios MS, et al. Anabolic androgenic steroids reverse the beneficial effect of exercise on tendon biomechanics: an experimental study. Foot Ankle Surg. 2014;20(2):94–9.

[16] Bak K, Cameron EA, Henderson IJP. Rupture of the pectoralis major: a meta-analysis of 112 cases. Knee Surg Sports Traumatol Arthrosc. 2000;8:113–9.

[17] Shah NH, Talwalker S, Badge R, Funk L. Pectoralis major rupture in athletes: footprint technique and results. Tech Should Elbow Surg. 2010;11:4–7.

[18] Lee J, Brookenthal KR, Ramsey ML, Kneeland JB, Herzog R. MR imaging assessment of the pectoralis major myotendinous unit: an MR imaging— anatomic correlative study with surgical correlation. Am J Roentgenol. 2000;174:1371–5.

[19] Tietjen R. Closed injuries of the pectoralis major muscle. J Trauma Acute Care Surg. 1980;20:262–4.

[20] Schepsis AA, Grafe MW, Jones HP, Lemos MJ. Rupture of the pectoralis major muscle outcome after repair of acute and chronic injuries. Am J Sports Med. 2000;28:9–15.

[21] Hanna CM, Glenny AB, Stanley SN, Caughey MA. Pectoralis major tears: comparison of surgical and conservative treatment. Br J Sports Med. 2001;35:202–6.

[22] Sherman SL, Lin EC, Verma NN, et al. Biomechanical analysis of the pectoralis major tendon and comparison of techniques for tendo-osseous repair. Am J Sports Med. 2012;40(8):1887–94.

[23] de Castro Pochini A, Ejnisman B, Andreoli CV, et al. Pectoralis major muscle rupture in athletes a prospective study. Am J Sports Med. 2010;38:92–8.

[24] Joseph TA, DeFranco MJ, Weiker GG. Delayed repair of a pectoralis major tendon rupture with allograft: a case report. J Shoulder Elb Surg. 2003;12:101–4.

[25] Schachter AK, White BJ, Namkoong S, Sherman O. Revision reconstruction of a pectoralis major tendon rupture using hamstring autograft a case report. Am J Sports Med. 2006;34:295–8.

[26] Sikka RS, Neault M, Guanche CA. Reconstruction of the pectoralis major tendon with fascia lata allograft. Orthopedics. 2005;28:1199–202.

[27] Zacchilli MA, Fowler JT, Owens BD. Allograft reconstruction of chronic pectoralis major tendon ruptures. J Surg Orthop Adv. 2012;22:95–102.

[28] Zafra M, Muñoz F, Carpintero P. Chronic rupture of the pectoralis major muscle: report of two cases. Acta Orthop Belg. 2005;71:107–10.

第13章　运动专项康复的原则
Principles of Sport-Specific Rehabilitation

Ian Horsley　著

潘学康　金耀峰　译

> ➤ 运动员肩部的康复是高度专业化的。
>
> ➤ 肩部功能依赖于近端到远端的能量传递，因此整个运动链的康复是必不可少的。
>
> ➤ 运动员经常出现外旋的功能性增加和内旋的代偿性减少（GIRD），增加 GIRD 可能与增加受伤风险有关。
>
> ➤ 关于回归比赛的标准或有效的运动肩评估工具所能依靠的依据尚少。
>
> ➤ 手持式测功法是指导康复的一种有用的客观手段。

学习要点

一、概述

运动员的肩部需要具有一定的功能性、活动性和稳定性，以应对他们运动时的速度、负荷、幅度和重复动作。在一些运动中，肩膀被记录为以 1500 ～ 10000°/s 的速度移动[1, 2]，并达到超过 16000 个不同的位置[3]。

目前，尽管有些作者已经发表了关于过顶运动员康复时需要达到什么标准的建议，其中包括全范围运动[4-8]、力量[4, 9-11]、无痛运动[6, 8-11]，但这一系列措施中的多项受到了质疑，因为它们并不能明确预测肩关节功能的恢复情况[12]。现在尚无用于评估体育运动员上肢功能需求的有效工具的报道。

虽然康复的确切需求将具体到受伤的类型和运动员重返运动的要求，但人们已经了解，康复过程需要根据具体的进入和退出标准并分为不同的阶段。这些标准是针对受伤部位、运动类型和患者的具体情况而制定的。

每个患者受伤后的反应都是不同的，虽然一般的康复过程所需时间已经确定[13]，但依赖基于时间的康复计划而不是目标的康复计划可能会产生不良的后果。

与任何关节损伤一样，肩部损伤后的康复包括相关的疼痛管理、减少炎症、恢复最佳肌肉力量和恢复关节的功能活动范围。康复也应该遵循整体观实施，包括恢复特定的运动需求。这一过程以关节控制的基本要求为基础，因此，有一种内在的需求来解决本体感觉、动态稳定、前馈机制（通过预期的肌肉反应）和对运动需求的反应性肌肉功能等问题[14]。

二、恢复比赛标准

肩部损伤后重返赛场应该建立在客观评估的基础上[15]，这个过程包括对运动员的健康状况、参与风险和外部因素的评估[16]。

McCarty 等提出了重返赛场的"理想"标准[17]，包括：①几乎不痛／不痛；②患者主观感受；③接近正常的 ROM；④接近正常强度；⑤正常功能能力；⑥正常特定运动技能。

击球和投掷运动的生物力学模型，目前主要的观点是一个从近到远运行的开放链接的节段系统[18]。这些动作的目的是传递给远端（远侧节段）更大的速度或者力量。远端节段的最终速度取决于近端节段的速度以及近端节段和远端节段之间的相互作用[19]。近端节段，如下肢和躯干加速了整个系统，并逐渐将动量传递给随后的远端节段[18]。因此，当评估和恢复过顶运动的运动员时，需要对每个节段进行评估，以确定是否存在所需的运动和肌肉控制范围[20]。

考虑到这一想法，在需要最佳肩关节运动链功能的时候，需要进一步关注运动员的位置以及该特定运动的要求。我们列出了需要考虑的部位（表 13-1）。

由于运动链在肩胛带的最佳功能中起作用，所以必须考虑远端部分及其对局部功能的影响；肩胛骨起着连接上肢和躯干（如通过臀大肌和背阔肌之间筋膜的连接）的作用，从而实现力量的有效转移和对接关节的功能[21]。建立一个稳定的肩胛骨平台对于最大限度地减少过顶运动时肩部的压力至关重要，使肩袖肌肉能够帮助稳定肩胛盂内的肱骨头。肩胛骨会受到胸椎的结构和几何形状的影响，而胸椎的结构和几何形状又会受到腰椎、骨盆和下肢功能的影响[22]。因此，最关键的是，应该确定运动链中其他部位的运动策略，并将其包含在康复过程中。

除了这项运动的前提条件外，还需要考虑关节的需求。有人提出，在运动链中，关节的稳定性和移动性之间需要平衡，最佳性能是通过从远端到近端交替的移动性 – 稳定性顺序来产生（表 13-2）[23]。

整合表 13-1 和表 13-2 的内容引导我们找到提供答案所需的筛选工具（表 13-3）。

表 13-1 肩部的运动功能

肩部的功能	描　述
锚点	足
	髋
	躯干
释放点 / 动作点	肩上
	与肩平齐
	肩下
	单侧
	双侧
横向旋转	无
	对称
	不对称
手臂	单臂
	双臂
特点	强力
	高力量发展速度（RFD）
	高耐力
	高速度

表 13-2 运动链的最优需求

关　节	需　求
踝关节	活动性
膝关节	稳定性
髋关节	活动性
腰椎	稳定性
胸椎	活动性
肩胛骨	稳定性
肱盂关节	活动性

表 13–3　运动肩膀检查工具

部　位	关键试验	参　照
胸廓旋转	锁定腰椎旋转	Johnson 和 Grindstaff（图 13–1）[24]
胸廓伸展	综合拉伸试验	Dennis 等（图 13–2）[25]
肩部内旋		Cools 等（图 13–3）[26]
肩部外旋		Cools 等（图 13–4）[26]
肩部外旋	髋部内/外旋转	Barbee–Ellison 等（图 13–5）[27]
躯干耐力	伸肌耐力试验	Biering–Sorensen（图 13–6）[28]
	横向耐力试验	McGill 等（图 13–7）[29]
躯干耐力	屈肌耐力试验	McGill 等（图 13–8）[30]
	躯干屈曲旋转试验	Brotons–Gil 等（图 13–9）[31]
躯干肌肉力量（肌肉通过收缩力和腹内压力产生力量的能力）	双腿下降试验	Cutter, Kevorkian（图 13–10）[32]
躯干力量发展速率	前腹功率试验	Cowley, Swensen（图 13–11）[33]
	侧腹功率试验	Cowley, Swensen（图 13–12）[33]
单腿力量	单腿反向动作跳跃	Hewit 等 [34]
单腿受力能力	单腿大腿中拉/单腿等长蹲	Owens 等 [35]
单腿反应强度	单腿反应强度指标：距离 3 跳	Stalbom 等 [36]
单腿稳定性	SEBT	Gribble 等 [37]

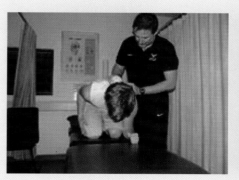 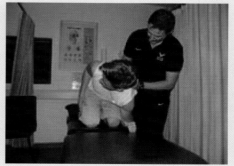

▲ 图 13–1　锁定腰椎旋转

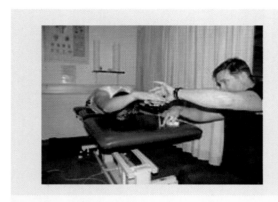

▲ 图 13-2　综合拉伸试验

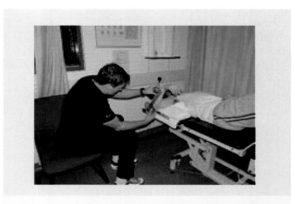

▲ 图 13-3　肩部内旋

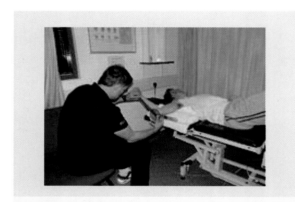

▲ 图 13-4　肩部外旋

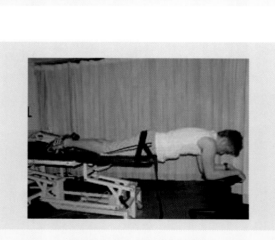

▲ 图 13-6　伸肌耐力试验

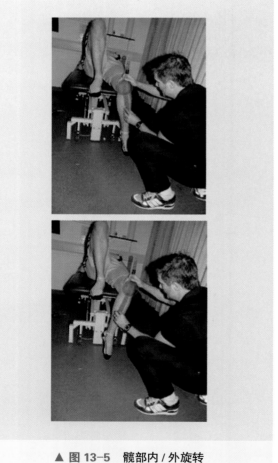

▲ 图 13-5　髋部内 / 外旋转

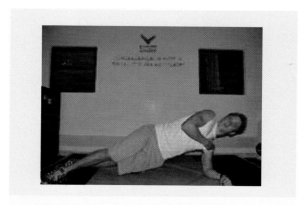

▲ 图 13-7　横向耐力试验

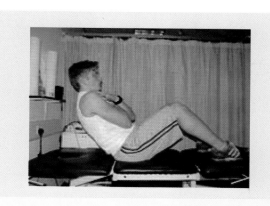

▲ 图 13-8　屈肌耐力试验

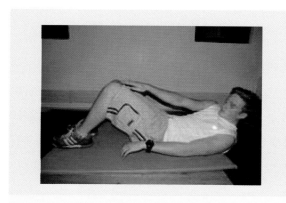

▲ 图 13-9　躯干屈曲旋转试验

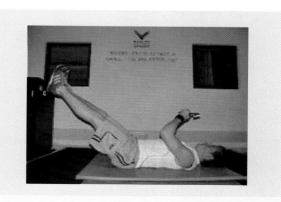

▲ 图 13-10　双腿下降试验

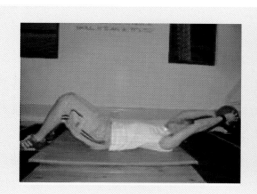

▲ 图 13-11　前腹功率试验

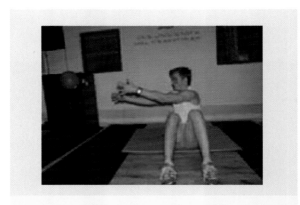

▲ 图 13-12 侧腹功率试验

三、胸椎

胸椎由 12 个椎体组成，可以在这 12 个节段内进行屈曲、伸展和旋转。肋骨从 T_1 连接到 T_{10}，胸椎的椎间盘比腰椎薄，这增加了它的相对刚性。胸椎运动被描述为"耦连的"，使得侧向弯曲和旋转必须同时发生。胸椎本质上是有两个截然不同的亚群。上胸椎（$T_1 \sim T_5$）具有同侧侧弯和旋转耦连，而中 – 下胸椎（$T_6 \sim T_{12}$）具有对侧耦连，即横向弯曲和旋转发生在相反的方向[38]。Crosbie 等[39]报道双侧上臂抬高时上、下胸椎伸展长度比例为 1：3，单侧上臂抬高时发生同侧胸廓旋转。因此，脊柱的临床评估需要纳入管理。

四、旋转运动范围

运动员的专项运动需要有负责特定功能的肌肉骨骼去适应。职业运动员的大部分运动生涯都是在训练和比赛中度过的[40]。上肢的重复肌肉活动是过顶活动和特定运动模式最佳表现所必需的，它可以促进过顶运动员的特异性运动肌肉的适应。肩袖和肩周肌的不平衡，再加上次优的肌肉耐力和不适当的生物力学，可能会导致过顶运动员的关节过度运动损伤[41]。

重复的过顶运动通常会导致运动员过度运动后损伤[42]。过顶运动施加在肩膀上的极端力量，在其减速阶段最具破坏性[20]。文献报道，在 90° 以上的单侧运动中优势手的旋转范围均会发生不同变化。通常，这些运动员的外旋（ER）呈功能性增加，而内旋（IR）则随之下降（表 13-4）。

据报道，肩部疼痛时运动范围也会发生变化[47-49]。Burkhart 等提示原发性后下关节囊挛缩可能是残疾投掷肩的潜在病因，可以通过关节肱骨内旋缺陷（GIRD）来测量，有文献报道指出 GIRD 发生在任何其他运动适应发生之前。

表 13-4　部分运动项目中肩部旋转范围的适应性变化

运　动	内　旋	外　旋
非运动员	70°	90°
大学游泳 [44]	49°	100°
职业棒球 [45]	57°	109°
青少年网球 [46]	55°	105°

GIRD 的测量是相对于关节的总运动弧度进行评估的，总运动弧度是测量关节肱骨 IR+ER 的总和。有人建议健康的肩部应该有 180° 的运动弧度，或者更准确地说，运动弧度应该是两侧相等的 [11]。既往的研究人员已经证明，IR 的两侧差异＜ 20°，总运动范围（ROM）的两侧差异＜ 10% 是可接受的值，其对病理结果无价值 [50-54]。目前有文献指出，棒球和垒球运动员中＞ 25° 的 IR 损失 [55]，20° IR 的损失和总 ROM 的 5% 的损失会使职业棒球投手受伤的风险增加一倍。然而 Clarsen 等 [56] 认为，目前无法找到关节 - 肱骨内旋转缺陷、外旋转缺陷或总运动范围差异与损伤之间的任何联系。

五、肩部力量

肩袖和肩胛肌周围的肩部力量下降是肩部损伤的一个促成因素，在对有症状患者的临床评估中也发现了这一点。主动肌和拮抗肌之间的不平衡已被证明是发生肩部损伤的主要风险因素之一 [57]，外旋力量的减弱也可能是导致损伤的原因之一 [58]。

关于是否应该使用绝对力量或 IR/ER 力量比来量化肩部稳定性的理想值，尤其是对过顶运动员 [59]，文献中尚存争议。几位研究人员 [11, 46-48, 60] 提出强力的偏心收缩加上高牵引力的组合可能会在减速过程中对外旋肌和肩袖后部分造成微损伤，他们的实验是根据沃尔夫定律进行重新建模的，该定律表明人体组织会针对施加在它们身上的压力予以主动调整 [61]。

目前已经使用了许多方法来评估肩胛带周围的力量，如等速测力计 [62, 63]、举重 [64]、手动肌肉测试（MMT）[65, 66] 和手持式测力计（HHD）[26, 65]。

等速测力仪已被用于临床测量肩袖和肩胛骨的肌肉力量和耐力 [26]，并能测量在不同速度下的力量 [67, 68]，但这些测力计并不容易获得，其得出结果的临床有效性可能会受到质疑。

MMT 有很好的临床实用性，但很容易受到使用者错误和偏倚的影响 [65, 69]，而且利用这种方法很难评估肌肉力量的微小变化及很难得到客观的数据 [65]，测试结果会受到测试者的经验和力量的影响 [70, 71]。

HHD 是一种更客观的评估方法，在评估功能障碍引起的肌力变化方面远远优于 MMT[72]。许多研究报告了 HHD 评估包括肩胛肌在内的上肢肌肉力量的可靠性 [65, 73, 74]。

六、测试方法

HHD 的可靠性已经在许多研究中进行了检验，并发现肩部内、外旋转具有合理的组内和组间的可靠性 [65, 75, 76]。虽然文献中已经报道了几种不同的位置，但最近的研究表明，无论患者的个体差异或使用时肩关节姿势如何，IR 和 ER 等长强度测量的测试仪内和测试仪间的可靠性都是良好的，甚至是极好的 [26, 77]（表 13-5 和表 13-6）。

表 13-5 结果衡量标准和重返赛场决策

盂肱关节 [26, 78]	肩胸关节 [51]
GH IR 和 ER ROM	肩胛骨向上旋转
GH 肩袖强度	肩胛骨稳定装置的强度
外旋转体的偏心强度	PM 长度 /PM 指数（图 13-13）

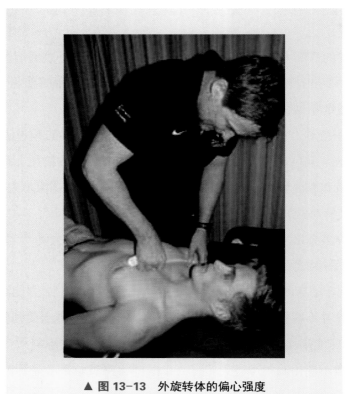

▲ 图 13-13 外旋转体的偏心强度

表 13-6　肌肉功能评估

肌　肉	方　法	参考文献
上斜方肌	坐位使手持测力计在肩胛骨上缘上方以抵抗耸肩	Hislop 等 [79]
中斜方肌	俯卧位手臂 90° 外展。手持测力计放置于肩胛冈根部与肩峰之间，以抵抗肩胛骨的回缩	Michener 等 [73]
下斜方肌	俯卧位手臂 120° 抬起。手持测力计放置于肩胛冈根部与肩峰之间，以抵抗肩胛骨的内收和下降	Michener 等 [73]
前锯肌	仰卧位肩屈 90°，内收 110°。手持测力计放置于弯曲的肘部，以抵抗肩胛的牵拉	Kendall 等 [80]
后侧肩关节耐力	受试者俯卧位，手中握的重量等于体重的 2%，水平外展手臂，控制节奏，直到无法在水平外展中保持 1s	Moore 等 [81]

七、肌肉耐力

除了肩胛盂和肩胛胸廓的控制外，还需要强调对肌肉耐力的评估，因为肩关节肌肉疲劳被认为与重复使用手臂和肩袖疾病的发展有关 [82]。其机制被认为是由于疲劳和肩带周围局部肌肉系统的慢性改变 [82, 83]。疲劳的肌肉在拉长之前吸收的能量较少，可能会导致受伤 [84]。在文献中，关于局部肌肉疲劳由什么组成、用什么方法分开疲劳的不同组成部分的问题，尚无一致的定义 [58]。在临床环境中，人们的注意力主要集中在局部肌肉疲劳上，而局部肌肉的疲劳表现为虽然所期望的运动可能继续发生 [85]，但是肌肉不能维持所期望的力量持续输出或增加输出。

八、本体感觉

康复计划的一个重要因素是明确的本体感觉的促进方法，以帮助患者的正常肌肉重建再学习和再教育的模式。触觉和语言的暗示可以用来增强患者对所需激活模式的理解力 [86]。

在肩袖的等张测试中，观察和触诊肱骨头将显示它有规律地向前或向后的平移。这表明肩袖在保持肱骨头在肩胛盂中心位置的能力较差。动态旋转稳定性测试（DRST）可以根据症状、术后阶段和功能恢复情况在不同的倾斜角度进行 [87]。

本体感觉被定义为"一种通过肌肉反射稳定调节关节位置和运动敏感性的感觉传入反馈机制" [88]。在肩关节周围的关节囊 – 盂唇复合体中存在机械感受器，它们用来检测关节的位置和运动，一旦本体感受器由于局部组织损伤而造成损伤，就会产生关节本体感觉的缺失 [89, 90]。关节本体感觉的减少被认为是再损伤的一个重要因素 [89—91]。

关节位置感（joint position sense，JPS）被定义为"对在空间中有关关节位置和方向的信息的理解和诠释"[92]。文献中使用了几种不同的方法来测量这一点：等速测力法[93, 94]、定制设备[3, 90, 95]、电子跟踪设备[96]、测斜仪[97, 98]和摄影仪[99]，已经报道了几种不同测量方法的结果：①绝对匹配误差是指标准角度与被测记录的角度之间的实际差值，而不是指所获得的角度小于（低于）或大于（高于）设定的角度[90, 93, 99, 100]；②常数匹配误差描述了平均误差偏差，反映了方向精度[3, 93]；③变量匹配误差记录了绝对匹配误差在3次试验中的标准差[93, 101]。

这些设备中有许多在临床环境中不易获得，且成本高昂，因此使这些方法并不实用，因此，需要更多的实用方法。

使用"被动定位再现法"来评估本体感觉是Barrett报道的一种有效且成熟的方法[102]。在临床上，关节角度复制测试即将肩关节放在一个位置上，患者保持这个位置并有意识地记录这个位置，然后手臂回到休息的位置，接着受试者被要求将手臂放回测试位置。Davies和Dickoff-Hoffman[103]描述了这一测试，并评估了静态和动态肩关节稳定机制，提供了一项全面的传入通路的评估[104]。其他开放式动力链练习的例子有：

关节角重新定位：肩关节在空间上被检查者带到一个特定的位置（通常是外展和外旋的结合）。受试者（为了取消视觉暗示而闭上眼睛）被要求保持这个姿势5s，然后将肢体移动到起始位置，同时受试者被要求移动到测试位置。从所陈述的位置，误差程度被记录下来。

对侧肢体映射：受试者不参与的肩关节被放置在空间中的一个位置（当他们闭上眼睛时），受试者被要求用"参与的"肢体映射那个位置。再一次就注意到两边的误差程度。

平衡点测试：由伦敦斯坦摩尔皇家国家骨科医院研制[105]。侧卧时，上臂被动地置于肱骨外展90°内，通过受试者的等距握位保持5s，然后受试者放下手臂，试着再现90°外展角度，注意任何偏离垂线的地方。

九、结论

体育运动员代表一个非常特殊的群体，除此之外，体育活动的特定子群体甚至更加专业化。由于力传递到肩部是通过动力链启动的，所以需要一个完整生物力学筛选程序。

目前文献中报道的许多功能评估工具都是针对久坐不动、不运动的人群使用的，不适合作为运动员重返赛场的评估。此外，因为每个运动都有其特定的运动特征，所以利用来自其他运动的筛选信息并不总是可以套用到其他（类似的）运动。

因此，对具体运动的组成部分进行有关肩关节活动方面的分析，可以作为入选前筛选和重返比赛评估的一部分。

问　答

1. 问：动力学链是什么？

答：动力学链提出了一种用于击打和投掷运动的生物力学模型，该模型是一个以近端到远端序列运行的开放连接的片段系统。这些运动的目的是在远端传递更高的速度和力量。

2. 问：重回比赛的一般标准有什么？

答：很少 / 没有疼痛，接近正常的关节活动，接近正常的力量，正常的功能，正常的运动技能。

3. 问：为什么评估肩关节旋转范围很重要？

答：关节活动范围的变化已有报道，在有疼痛的肩关节投掷时，提示原发性后下关节囊挛缩可能是肩关节功能下降的潜在原因，它可以通过肩胛盂内旋不足（GIRD）来测量。

4. 问：有什么方法可以客观地测试肩关节的力量？

答：许多关于评估肩胛带周围力量的方法已经被使用，包括等速测力计、举重、手工肌肉测试（MMT）和手持测力计（HHD）。

5. 问：用什么临床试验来评估肩关节本体感觉？

答：使用"被动定位再现法"评价本体感受是 Barrett 报道的一种有效的、成熟的方法[102]。在临床上，关节角度再现测试——将肩关节放在一个位置上，患者保持这个位置并有意识地记录这个位置，然后手臂回到静止的位置。

参考文献

[1]　Kibler WB. Biomechanical analysis of the shoulder during tennis activities. Clin Sports Med. 1995;14(1):79–85.

[2]　Werner SL, Gill TJ, Murray TA, Cook TD, Hawkins RJ. Relationships between throwing mechanics and shoulder distraction in professional baseball pitchers. Am J Sports Med. 2001;29(3):354–8.

[3]　Lephart SM. Re-establishing proprioception, kinesthesia, joint position sense and neuromuscular control in rehab. In: Prentice WE, editor. Rehabilitation techniques in sports medicine. 2nd ed. St. Louis: Mosby; 1994. p. 118–37.

[4]　Andrews JR, Dugas JR, Hackel JG, Reinold MM, Wilk KE. The thrower's exostosis pathophysiology and management. Tech Should Elbow Surg. 2004;5(1):44–50.

[5]　Arroyo JS, Hershon SJ, Bigliani LU. Special considerations in the athletic throwing shoulder. Orthop Clin N Am. 1997;28(1):69–78.

[6]　Cavallo R, Speer K. Shoulder instability and impingement in throwing athletes. Med Sci Sports Exerc. 1998;30:18–25.

[7]　Kelly L, Terry GC. Team handball: shoulder injuries, rehabilitation, and training. Sports Med Arthrosc Rev. 2001;9(2):115–23.

[8]　O'Donnell C, Bowen J, Fossati J. Identifying and managing shoulder pain in competitive swimmers: how to minimize training flaws and other risks. Phys Sportsmed. 2005;33(9):27.

[9]　Andrews JR, Alexander EJ. Rotator cuff injury in throwing and racquet sports. Sports Med Arthrosc Rev. 1995;3:30–8.

[10] Wilk KE, Obma P, Simpson CD, Cain EL, Dugas J, Andrews JR. Shoulder injuries in the overhead athlete. J Orthop Sports Phys Ther. 2009;39(2):38–54.

[11] Wilk KE, Meister K, Andrews JR. Current concepts in the rehabilitation of the overhead throwing athlete. Am J Sports Med. 2002;30(1):136–51.

[12] Kirkley A, Alvarez C, Griffin S. The development and evaluation of a disease-specific quality-of-life questionnaire for disorders of the rotator cuff: the Western Ontario Rotator Cuff Index. Clin J Sport Med. 2003;13(2):84–92.

[13] Evans P. The healing process at cellular level: a review. Physiotherapy. 1980;66(8):256–9.

[14] Lephart S, Henry T. Functional rehabilitation for the upper and lower extremity. Orthop Clin N Am. 1995;26(3):579–92.

[15] Matheson GO, Shultz R, Bido J, Mitten MJ, Meeuwisse WH, Shrier I. Return-to-play decisions: are they the team physician's responsibility? Clin J Sport Med. 2011;21:25–30.

[16] Creighton DW, Shrier I, Shultz R, Meeuwisse WH, Matheson GO. Return- to- play in sport: a decision based model. Clin J Sport Med. 2010;20:379–85.

[17] McCarty EC, Ritchie P, Gil LHS, McFarland EG. Shoulder instability: return to play. Clin Sports Med. 2004;23:335–51.

[18] Putnam CA. Sequential motions of body segments in striking and throwing skills: description and explanations. J Biomech. 1993;26:125–35.

[19] Watkins RG, Dennis S, Dillin WH, et al. Dynamic EMG analysis of torque transfer in professional baseball pitchers. Spine. 1989;14:404–8.

[20] Park SS, Loebenberg ML, Rokito AS, Zuckerman JD. The shoulder in baseball pitching biomechanics and related injuries—part 2. Bull Hosp Jt Dis. 2003;61(1–2):80–7.

[21] Yamauchi T, Hasegawa S, Matsumura A, Nakamura M, Ibuki S, Ichihashi N. The effect of trunk rotation during shoulder exercises on the activity of the scapular muscle and scapular kinematics. JSES. 2015;24(6):955–64.

[22] Sciascia A, Cromwell R. Kinetic chain rehabilitation: a theoretical framework. Rehabil Res Pract. 2012;2012:853037.

[23] Boyle M. Functional training for sports. 2nd ed. Champaign: Human Kinetics; 2016.

[24] Johnson KD, Grindstaff TL. Thoracic rotation measurement techniques: clinical commentary. N Am J Sports Phys Ther. 2012;5(4):252–6.

[25] Dennis RJ, Finch CF, McIntosh AS, Elliott BC. Using field-based tests to identify risk factors for fast bowlers in cricket. Br J Sports Med. 2008;42:477–82.

[26] Cools AM, Witvrouw EE, Danneels LA, et al. Test-retest reproducibility of concentric strength values for shoulder girdle protraction and retraction using the Biodex isokinetic dynamometer. Isokinet Exerc Sci. 2002;10:129–36.

[27] Barbee-Ellison JB, Rose SJ, Sahrmann SA. Patterns of hip rotation range of motion: comparison between healthy subjects and patients with low back pain. Phys Ther. 1990;70:537–41.

[28] Biering-Sorensen E. Physical measurements as risk indicators for lowback trouble over a one-year period. Spine. 1984;9:106–19.

[29] McGill SM, Grenier S, Kavcic N, Cholewicki J. Coordination of muscle activity to assure stability of the lumbar spine. J Electromyogr Kinesiol. 2003;13(4):353–9.

[30] McGill SM, Childs A, Liebenson C. Endurance times for low back stabilization exercises: clinical targets for testing and training from a normal database. Arch Phys Med Rehabil. 1999;80:941–4.

[31] Brotons-Gil E, García-Vaquero MP, Peco-González N, Vera-Garcia FJ. Flexion-rotation trunk test to assess abdominal muscle endurance: reliability, learning effect, and sex differences. J Strength Cond Res.

2013;27(6):1602–8.

[32] Cutter NC, Kevorkian CG. Handbook of manual muscle testing. 1st ed. New York: McGraw-Hill; 1999. p. 193–4.

[33] Cowley P, Swensen T. Development and reliability of two core stability field tests. J Strength Cond Res. 2009;22(2):619–24.

[34] Hewit JK, Cronin JB, Hume PA. Asymmetry in multi-directional jumping tasks. Phys Ther Sport. 2012;13(4):238–42.

[35] Owens EM, Serrano AJ, Ramsey MW, Mizuguchi S, Johnston B, Stone MH. Comparing lower-limb asymmetries in NCAA D-I male and female athletes. J Strength Cond Res. 2011;25:S44.

[36] Stalbom M, Jonsson Holm D, Cronin JB, Keogh JWL. Reliability of kinematics and kinetics associated with horizontal single leg drop jump assessment. a brief report. J Sports Sci Med. 2007;6:261–4.

[37] Gribble PA, Hertel J, Plisky P. Using the star excursion balance test to assess dynamic postural-control deficits and outcomes in lower extremity injury: a literature and systematic review. J Athl Train. 2012;47(3):339–57.

[38] Panjabi MM, Brand RA, White AA. Mechanical properties of the human thoracic spine. J Bone Joint Surg. 1976;58(A):642–52.

[39] Crosbie J, Kilbreath SL, Hollmann L, York S. Scapulohumeral rhythm and associated spinal motion. Clin Biomech. 2008;23:184–92.

[40] Crockett HC, Gross LB, Wilk KE, Schwartz ML, Reed J, O'Mara J, Reilly MT, Dugas JR, Meister K, Lyman S, Andrews JR. Osseous adaptation and range of motion at the glenohumeral joint in professional baseball pitchers. Am J Sports Med. 2002;30(1):20–6.

[41] Ellenbecker T, Robert EP. Age specific isokinetic glenohumeral internal and external rotation strength in elite junior tennis players. J Sci Med Sport. 2003;6(1):63–70.

[42] Arnheim DD, Prentice WE, Arnheim DD. Principles of athletic training. St. Louis: McGraw-Hill; 1997.

[43] Thomas SJ, Swanik KA, Swanik CB, Kelly JDT. Internal rotation deficits affect scapular positioning in baseball players. Clin Orthop Relat Res. 2010;468:1551–7.

[44] Beach ML, Whitney SL, Dickoff-Hoffman SA. Relationship of shoulder flexibility, strength, and endurance to shoulder pain in competitive swimmers. J Sports Phys Ther. 1992;16(6):262–8.

[45] Downar JM, Sauers EL. Clinical measures of shoulder mobility on the professional baseball player. J Athl Train. 2005;40(1):23–9.

[46] Ellenbecker TS, Roetert EP, Piorkowski PA, Schulz DA. Glenohumeral joint internal and external rotation range of motion in elite junior tennis players. J Orthop Sports Phys Ther. 1996;24(6):336–41.

[47] Burkhart SS, Morgan CD, Kibler WB. The disabled throwing shoulder: spectrum of pathology part I: pathoanatomy and biomechanics. Arthroscopy. 2003;19(4):404–20.

[48] Burkhart SS, Morgan CD, Kibler WB. The disabled throwing shoulder: spectrum of pathology part III: the SICK scapula, scapular dyskinesis, the kinetic chain, and rehabilitation. Arthroscopy. 2003;19:641–461.

[49] Kibler WB. Shoulder rehabilitation: principles and practice. Med Sci Sports Med. 1998;30:S40–50.

[50] Braun S, Kokmeyer D, Millett PJ. Shoulder Injuries in the throwing athlete. J Bone Joint Surg Am. 2009;91(4):966–78.

[51] Ellenbecker TS, Cools A. Rehabilitation of shoulder impingement syndrome and rotator cuff injuries: an evidence-based review. Br J Sports Med. 2010;44(5):319–27.

[52] Reinold MM, Gill TJ. Current concepts in the evaluation and treatment of the shoulder in overhead-throwing athletes, part 1: physical characteristics and clinical examination. Sports Health. 2010;2(1):39–50.

[53] Shanley E, Rauh MJ, Michener LA, Ellenbecker TS, Garrison JC, Thigpen CA. Shoulder range of motion measures as risk factors for shoulder and elbow injuries in high school softball and baseball players. Am J

Sports Med. 2011;39(9):1997–2006.

[54] Tate A, Turner GN, Knab SE, et al. Risk factors associated with shoulder pain and disability across the lifespan of competitive swimmers. J Athl Train. 2012;47(2):149–58.

[55] Shanley E, Michener LA, Ellenbecker TS, Rauh MJ. Shoulder range of motion, pitch count, and injuries among interscholastic female softball pitches: a descriptive study. Int J Sports Phys Ther. 2012;7(5):548–57.

[56] Clarsen B, Bahr R, Haugsboe Andersson S, Munk R, Myklebust G. Reduced glenohumeral rotation, external rotation weakness and scapular dyskinesis are risk factors for shoulder injuries among elite male handball players: a prospective cohort study. Br J Sports Med. 2014;48(7):579.

[57] Luttgens K, Deutsch H, Hamilton N. Kinesiology: scientific basis of human motion. 8th ed. Madison: Brown and Benchmark; 1992.

[58] Donatelli RA, Ellenbecker T, Ekedahl S, Wilkes JS, Kocher PT, Adam J. Assessment of shoulder strength in professional baseball pithcers. J Orthop Sports Phys Ther. 2000;30:544–51.

[59] McMaster WC, Long SC, Caiozzo VJ. Shoulder torque changes in the swimming athlete. Am J Sports Med. 1992;20(3):323–7.

[60] Bigliani LU, Codd TP, Connor PM, Levine WN, Littlefield MA, Hershon SJ. Shoulder motion and laxity in the professional baseball player. Am J Sports Med. 1997;25(5):609–13.

[61] Prentice W. Rehabilitation techniques for sports medicine and athletic training. Boston: McGraw-Hill; 2004.

[62] Dvir Z. Isokinetics muscle testing: interpretation and clinical applications. Philadelphia: Churchill Livingstone; 1995. p. 171–93.

[63] Ellenbecker TS, Davies GJ. The application of isokinetics in testing and rehabilitation of the shoulder complex. J Athl Train. 2000;35(3):338–50.

[64] Sale DG. Testing strength and power. In: MacDougall JD, Wenger HA, Green HJ, editors. Physiological testing of the high-performance athlete. Champaign: Human Kinetics; 1991.

[65] Hayes K, Walton JR, Szomor ZL, Murrell GA. Reliability of 3 methods for assessing shoulder strength. J Shoulder Elb Surg. 2002;11(1):33–9.

[66] Murrell GAC, Walton J. Diagnosis of rotator cuff tears. Lancet. 2001;357:769–70.

[67] Greenfield BH, Donatelli R, Wooden MJ, Wilkes J. Isokinetic evaluation of shoulder rotational strength between the plane of scapula and the frontal plane. Am J Sports Med. 1990;18:124–8.

[68] Rabin SI, Post M. A comparative study of clinical muscle testing and cybex evaluation after shoulder operations. Clin Orthop. 1990;258:147–56.

[69] Wadsworth DJ, Bullock-Saxton JE. Recruitment patterns of the scapular rotator muscles in freestyle swimmers with subacromial impingement. Int J Sports Med. 1997;18:618–24.

[70] Aitkens S, Lord J, Bernauer E, Fowler WM, Lieberman JS, Berck P. Relationship of manual muscle testing to objective strength measurements. Muscle Nerve. 1989;12:173–7.

[71] Bohannon RW. Testing isometric limb muscle strength with dynamometers. Crit Rev Phys Rehabil Med. 1990;2:75–86.

[72] Schwartz S, Cohen ME, Herbison GJ, Shah A. Relationship between two measures of upper extremity strength. Manual muscle test compared to hand-held myometry. Arch Phys Med Rehabil. 1992;73(11):1063–8.

[73] Michener LA, Boardman ND, Pidcoe PE, Frith AM. Scapular muscle tests in subjects with shoulder pain and functional loss: reliability and construct validity. Phys Ther. 2005;85:1128–38.

[74] Celik D, Sirmen B, Demirhan M. The relationship of muscle strength and pain in subacromial impingement syndrome. Acta Orthop Traumatol Turc. 2011;45(2):79–84.

[75] Leggin B, Neuman R, Iannotti J, Williams G, Thompson E. Intrarater and interrater reliability of three isometric dynamometers in assessing shoulder strength. J Shoulder Elb Surg. 1996;5:18–24.

[76] Sullivan S, Chesley A, Hebert G, McFaull S, Scullion D. The validity and reliability of hand-held dynamometry in assessing isometric external rotator performance. Phys Ther. 1988;10:213–7.

[77] Riemann BL, Davies GJ, Ludwig L, Gardenhour H. Hand-held dynamometer testing of the internal and external rotator musculature based on selected positions to establish normative data and unilateral ratios. J Shoulder Elb Surg. 2010;19:1175–83.

[78] Johansson FR, Skillgate E, Lapauw ML, Clijmans D, Deneulin VP, Palmans T, Cools AM. Measuring eccentric strength of the shoulder external rotators using a hand-held dynamometer: reliability and validity. J Athl Train. 2015;50(7):719–25.

[79] Hislop HJ, Montgomery J, Connelly B, Daniels L. Daniel's and Worthingham's muscle testing techniques of manual examination. Philadelphia: W.B. Saunders; 1995.

[80] Kendall FP, McCreary EK, Provance PG. Muscles testing and function. 4th ed. Baltimore: Williams & Wilkins; 1993.

[81] Moore SD, Uhl TL, Kibler WB. Improvements in shoulder endurance following a baseball-specific strengthening program in high school baseball players. Sports Health. 2013;5(3):233–8.

[82] Fuller JR, Lomond KV, Fung J, Cote JN. Posture-movement changes following repetitive motion induced shoulder muscle fatigue. J Electromyogr Kinesiol. 2009;19:1043–52.

[83] Blangsted AK, Sjogaard G, Madeleine P, Olsen HB, Sogaard K. Voluntary low-force contraction elicits prolonged low-frequency fatigue and changes in surface electromyography and mechanomyography. J Electromyogr Kinesiol. 2005;15:138–48.

[84] Mair SD, Seaber AV, et al. The role of fatigue in susceptibility to acute muscle strain injury. Am J Sports Med. 1996;24(2):137–43.

[85] Barry BK, Enoka RM. The neurobiology of muscle fatigue: 15 years later. Integr Comp Biol. 2007;47(4):465–73.

[86] Shumway-Cook A, Woollacott MH. Motor control: theory and practical applications. 2nd ed. Philadelphia: Lippincott, Williams and Wilkins; 2001.

[87] Magarey ME, Jones MA. Specific evaluation of the function of force couples relevant for stabilization of the glenohumeral joint. Man Ther. 2003b;8:247–53.

[88] Lephart S, Pincivero D, Giraldo J, Fu F. The role pof proprioception in the management and rehabilitation of athletic injuries. Am J Sports Med. 1977;25(1):130–7.

[89] Lephart S, Warner J, Borsa P, Fu F. Proprioception of the shoulder joint in healthy, unstable and surgically repaired shoulders. J Shoulder Elb Surg. 1994;3:371–80.

[90] Smith R, Brunolli J. Shoulder kinesthesia after anterior glenohumeral joint dislocation. Phys Ther. 1990;69:106–12.

[91] Forwell L, Carnahan H. Proprioception during manual aiming in individuals with shoulder instability and controls. J Orthop Sports Phys Ther. 1996;23(3):111–9.

[92] Myers JB, Laudner KG, Pasquale MR, Bradley JP, Lephart SM. Glenohumeral range of motion deficits and posterior shoulder tightness in throwers with pathologic internal impingement. Am J Sports Med. 2006;34:385–91.

[93] Janwantanakul P. The effect of body orientation on shoulder proprioception. Phys Ther Sport. 2003;4:67–73.

[94] Voight M, Hardin J, Blackburn T, Tippett S, Canner G. The effect of muscle fatigue on and the relationship of arm dominance to shoulder proprioception. J Orthop Sports Phys Ther. 1996;23:348–52.

[95] Safran MR, Borsa PA, Lepahrt SM, et al. Shoulder proprioception in baseball pitchers. J Shoulder Elb Surg.

2001;10:438–44.

[96] Barden JM, Balyk R, Raso J, Moreau M, Bagnall K. Dynamic upper limb proprioception in multidirectional shoulder instability. Clin Orthop. 2004;420:181–9.

[97] Dover GC, Kaminski TW, Meister K, Powers ME, Horodyski MB. Assessment of shoulder proprioception in the female softball athlete. Am J Sports Med. 2003;31:431–7.

[98] Dover G, Powers ME. Cryotherapy does not impair shoulder joint position sense. Arch Phys Med Rehabil. 2004;85:1241–6.

[99] Herrington L, Horsley I, Rolf C. Evaluation of shoulder joint position sense in both asymptomatic and rehabilitated professional rugby players and matched controls. Phys Ther Sport. 2010;11(1):18–22.

[100] Jerosch J, Prymka M. Proprioception and joint stability. Knee Surg Sports Traumatol Arthrosc. 1996;4:171–9.

[101] Janwantanakul P, Magarey ME, Jones MA, et al. Variation in shoulder position sense at mid and extreme range of motion. Arch Phys Med Rehab. 2001;82:840–4.

[102] Barrett DS. Proprioception and function after anterior cruciate reconstruction. J Bone Joint Surg. 1991;73:833–7.

[103] Davies GJ, Dickoff-Hoffman S. Neuromuscular testing and rehabilitation of the shoulder complex. J Orthop Sports Phys Ther. 1993;18(2):449–58.

[104] Lephart SM, Fu FH. Proprioception and neuromuscular control in joint stability. Champaign: Human Kinetics; 2000.

[105] Jaggi A, Lambert S. Shoulder injuries in athletes: Rehabilitation for shoulder instability. Br J Sports Med. 2010;44:333–40.